연속혈당측정을 이용한 혈당 조절 길잡이

인슐린 주사 요법 편

집필진

배재현 고려의대 안암병원 내분비내과
배지철 성균관의대 삼성창원병원 내분비내과
이기순 서울대학교병원
이다영 고려의대 안산병원 내분비내과
이연희 아주대학교병원
이정화 경희의료원
조윤경 울산의대 서울아산병원 내분비내과
진상만 성균관의대 삼성서울병원 내분비내과
채현욱 연세의대 강남세브란스병원 소아청소년과
최숙영 서울아산병원

연속혈당측정을 이용한 혈당 조절 길잡이

인슐린 주사 요법 편

대한당뇨병학회 환자관리위원회 지음

확장판
당뇨병의 정석

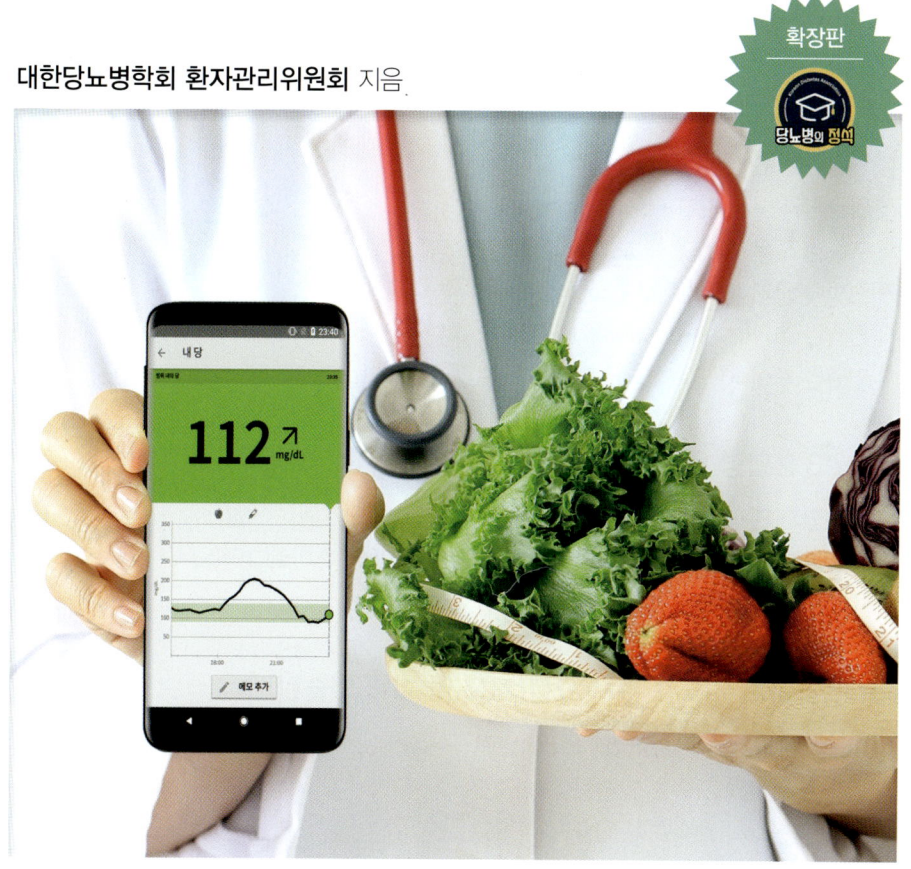

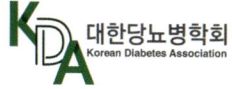
대한당뇨병학회
Korean Diabetes Association

Contents

Chapter 1 '연속혈당측정(CGM)'이란?
1. 연속혈당측정(CGM) 기기의 원리 및 구성요소 ⋯ 9
2. 연속혈당측정(CGM)의 정확도가 의심되는 경우 대처 방법 ⋯ 18
3. AGP(Ambulatory Glucose Profile) 리포트 구성요소 ⋯ 22
4. 보험급여 대상자 및 기준 금액 ⋯ 32

Chapter 2 기저 인슐린 주사 요법(2형당뇨병)
1. 기저 인슐린이란? ⋯ 40
2. 기저 인슐린의 주사 방법 ⋯ 43
3. 기저 인슐린의 용량 조정 ⋯ 45
4. 자기 전보다 오히려 아침에 더 혈당이 높다면? ⋯ 47
5. 기저 인슐린 초과(over-basalization) 현상 ⋯ 49
6. 기저 인슐린 투여 시 연속혈당측정 AGP 보고서 활용방법 ⋯ 54

Chapter 3 혼합형 인슐린 주사 요법(2형당뇨병)
1. 장시간형 기저 인슐린이 포함된 혼합형 인슐린(제품명: 리조덱) ⋯ 58
2. 중간형 인슐린이 포함된 혼합형 인슐린(제품명: 노보믹스, 휴마로그믹스) ⋯ 77
3. 혼합형 인슐린의 한계 ⋯ 82

Chapter 4 다회 인슐린 주사 요법(개요 및 기저 인슐린)
1. 정상적인 체내의 인슐린 분비와 다회 인슐린 ⋯ 84
2. 기저 인슐린 분비와 지속성 인슐린 ⋯ 85
3. 식후 인슐린 분비와 초속효성 인슐린 ⋯ 86
4. 인슐린의 종류 ⋯ 87
5. 기저 인슐린의 용량 조정 ⋯ 89
6. 연속혈당측정의 야간/공복 시의 패턴 및 기저 인슐린 용량의 조정 ⋯ 90
7. 기저 인슐린 용량 조정 시 주의할 점 ⋯ 98

Chapter 5 다회 인슐린 주사 요법(초속효성 인슐린)

1. 초속효성 인슐린이란? … 100
2. 초속효성 인슐린의 적절한 투여 시기는? … 101
3. 초속효성 인슐린의 용량 결정 방법은? … 102
4. 연속혈당측정을 활용한 교정 단위 및 탄수화물 계수의 조정 … 117
5. 연속혈당측정의 식사 전후 패턴 및 초속효성 인슐린 용량의 조정 … 122

Chapter 6 탄수화물 계량 및 영양

1. 혈당과 영양소 … 128
2. 탄수화물이 함유된 식품 알기 … 129
3. 식사의 탄수화물 섭취량 계산하기 … 131
4. 탄수화물 계수 계산하기 … 138
5. 교정 계수 … 140
6. 탄수화물 계수의 확인 및 조정 … 143

Chapter 7 추세 화살표(Guardian Connect, Dexcom G6/G7 기기용)

1. 추세 화살표란? … 152
2. 추세 화살표를 이용한 식전 초속효성 인슐린 용량 및 대처법 … 153
3. 추세 화살표를 이용한 '식후 2~4시간' 인슐린 용량 조정 및 대처법 … 157
4. 추세 화살표를 이용한 운동 전의 준비 방법 … 161

Chapter 8 추세 화살표(FreeStyle Libre, 케어센스 에어 기기용)

1. 추세 화살표란? … 166
2. 추세 화살표를 이용한 식전 초속효성 인슐린 용량 및 대처법 … 167
3. 추세 화살표를 이용한 '식후 2~4시간' 인슐린 용량 조정 및 대처법 … 171
4. 추세 화살표를 이용한 운동 전의 준비 방법 … 174
5. 추세 화살표를 이용한 저혈당 교정의 적정화 … 176

부록

부록 1. 식품교환표와 식품군별 1교환단위 … 178
부록 2. 식품군별 1교환단위 및 탄수화물 양 … 183
부록 3. 혈당 양상에 따른 식사관련 요인 및 개선사항 … 188

참고문헌 … 190

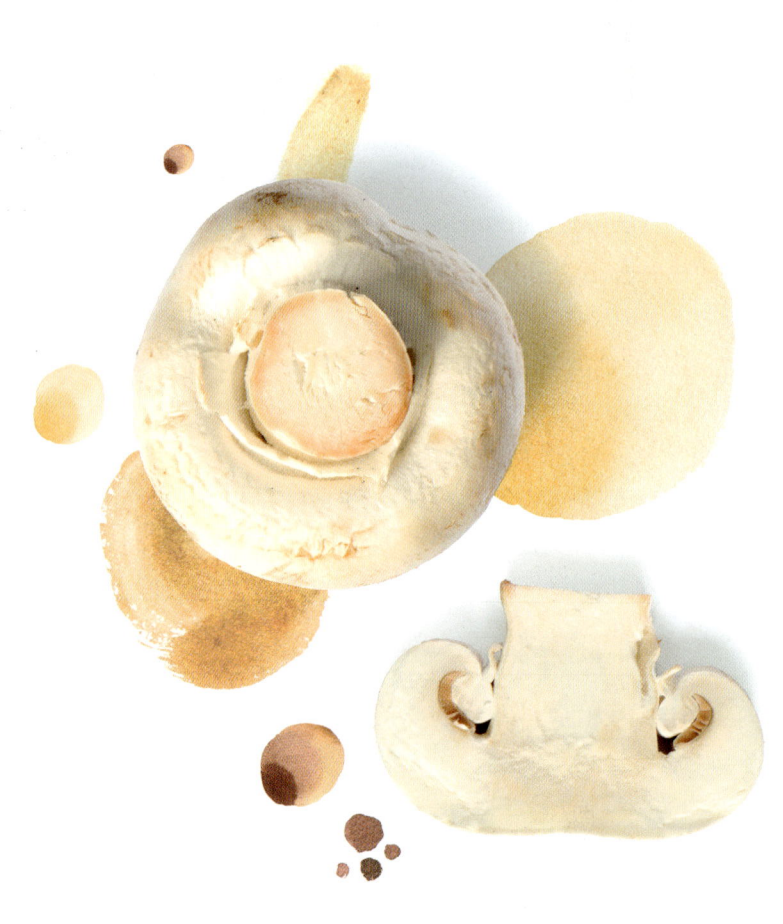

Chapter 1

'연속혈당측정(CGM)'이란?

 대한당뇨병학회 **당뇨병의 정석 채널** 재생목록 검색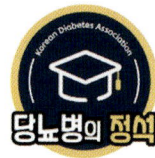

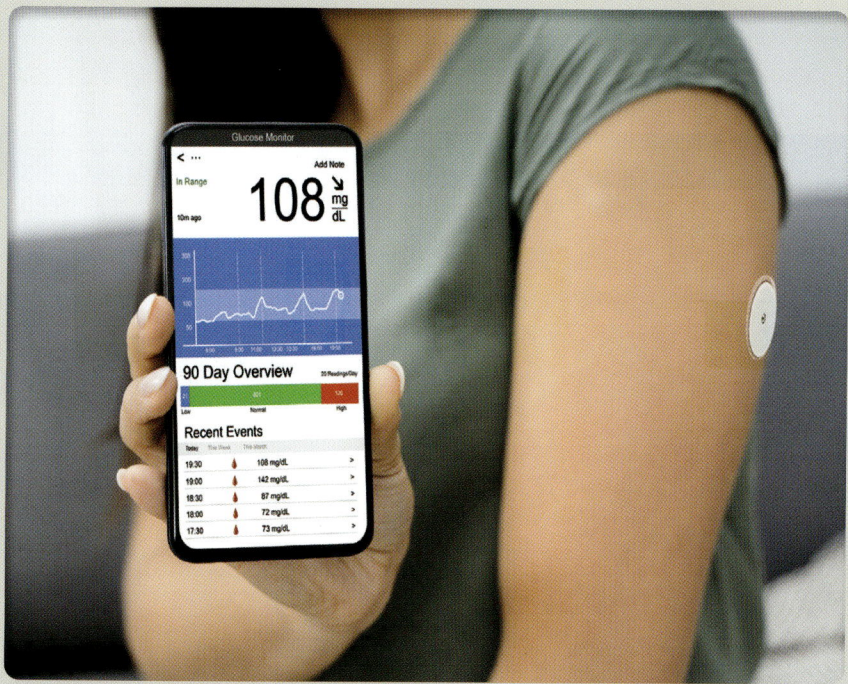

함께 볼만한 영상들 |  연속혈당측정이란? (당뇨병 캠프 영상)  연속혈당측정 AGP 보고서의 활용방법

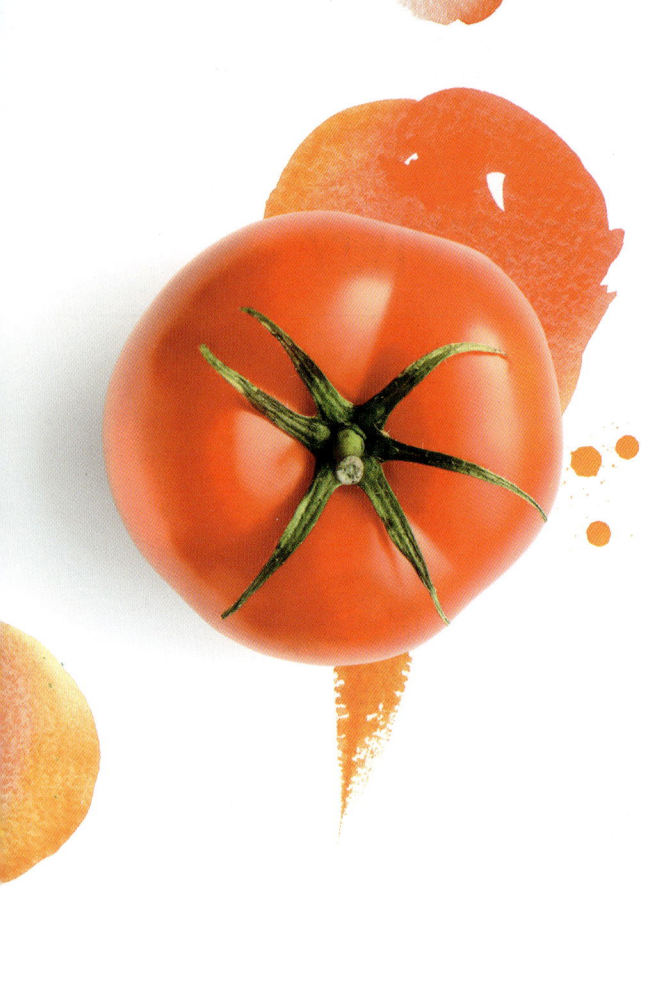

연속혈당측정(CGM) 기기의 원리 및 구성요소　01

1 연속혈당측정(CGM)의 원리

연속혈당측정(CGM) 기기란?

피부에 부착된 센서를 통해 5분마다 연속적으로 혈당을 측정하여 실시간으로 혈당 값을 보여주는 장치이다.

혈당 추이를 추세선과 추세 화살표로 볼 수 있어 실시간 혈당 모니터링이 가능하고, 저혈당이나 고혈당이 발생하면 경보음이 울린다(그림 1). 따라서 혈당 상태 또는 경보음에 따라 관리에 유의하게 되므로 적절치 않은 혈당에 노출되는 시간이 적어지며, 특히 야간 저혈당을 줄일 수 있다.

또한, 혈당 패턴을 한눈에 보여주는 요약 자료를 볼 수 있어 개인별 맞춤형 혈당 조절이 가능하다.

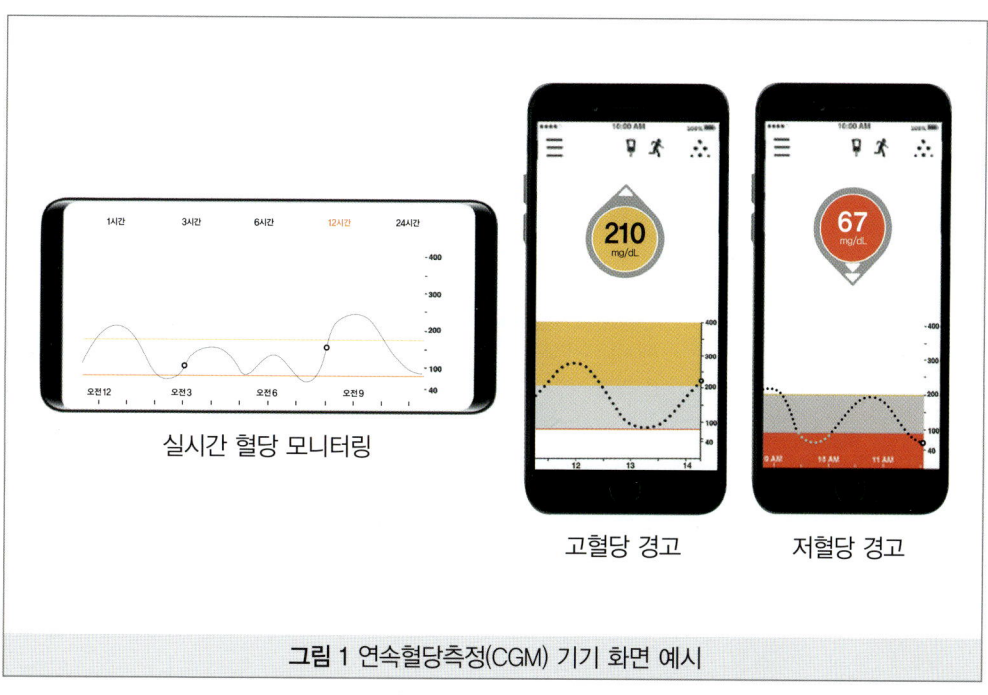

그림 1 연속혈당측정(CGM) 기기 화면 예시

01 연속혈당측정(CGM) 기기의 원리 및 구성요소

연속혈당측정(CGM)의 원리

일반적인 자가혈당측정은 손가락 끝의 모세혈관에서 포도당을 측정하는데, 연속혈당측정(CGM) 기기의 센서는(혈관이 아닌) 세포 주변 간질액의 포도당을 측정해서 보여주게 된다. 따라서 혈관의 포도당이 세포 간질액으로 전달되는 시간이 소요되어 연속혈당측정(CGM) 기기에서의 혈당값은 실제 혈당값보다 보통 5~15분(최소 0분~최대 45분) 지연되어 나타날 수 있다(그림 2).

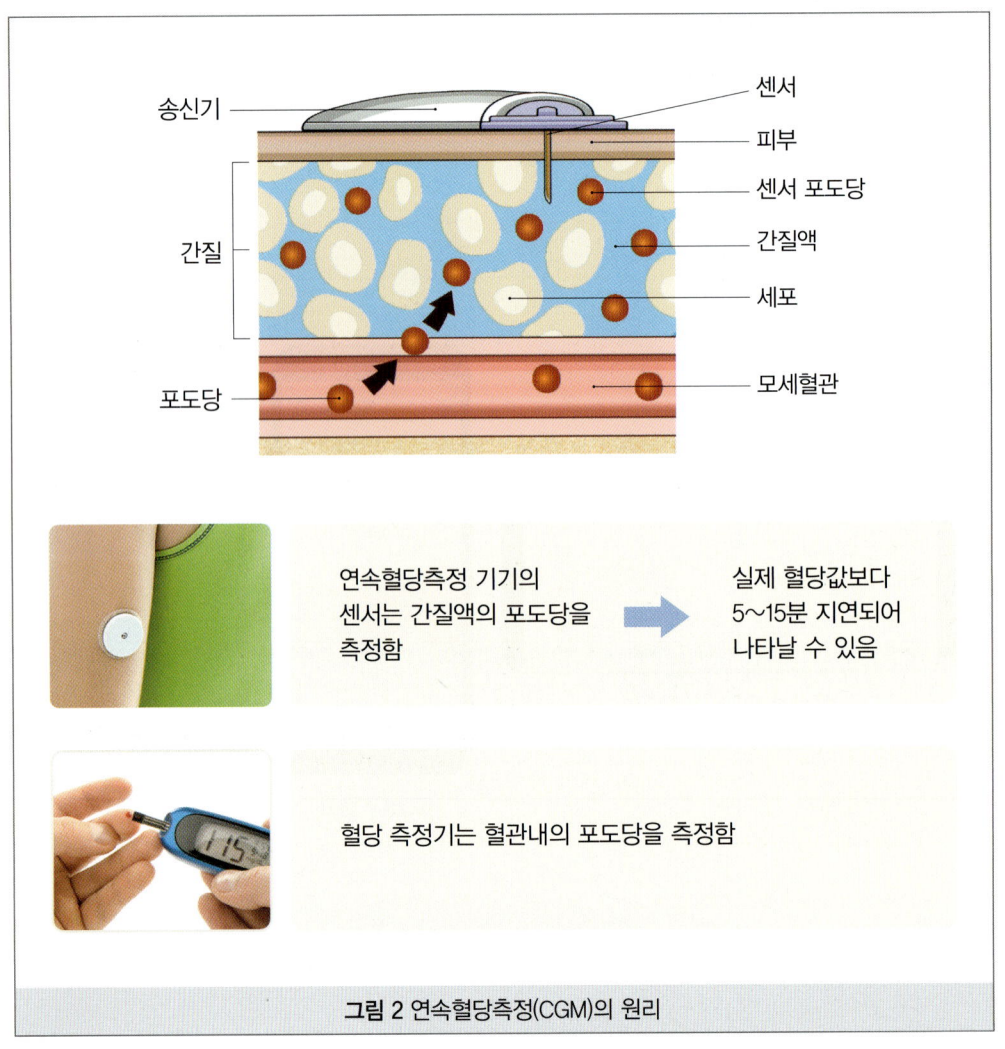

그림 2 연속혈당측정(CGM)의 원리

연속혈당측정(CGM) 기기의 원리 및 구성요소 01

2 연속혈당측정(CGM) 기기의 구성요소

연속혈당측정(CGM) 기기는 센서(sensor), 송신기(transmitter), 수신기(receiver)의 3가지로 구성되어 있으며, 각각 다음의 역할을 한다.

- **센서:** 피부에 부착하여 혈당을 감지(측정)하는 역할
- **송신기:** 무선주파수를 이용하여 센서로 측정된 혈당 수치를 수신기로 전송
- **수신기:** 송신기로 전송받은 혈당 수치를 표시

덱스콤 G6와 가디언 커넥트는 3가지로 구성되었으나 프리스타일 리브레, 덱스콤 G7 및 케어센스 에어는 센서와 송신기가 하나의 장치로 연결되어 있다. 수신은 스마트폰의 어플리케이션을 이용해서 할 수 있다.

덱스콤 G6	가디언 커넥트	프리스타일 리브레	케어센스 에어
삽입기	삽입기	삽입기	삽입기
송신기 및 센서	송신기 및 센서	센서	송신기 및 센서(일체형)

덱스콤 G7		프리스타일 리브레 3	
삽입기		삽입기	
송신기 및 센서(일체형)		센서	

01 연속혈당측정(CGM) 기기의 원리 및 구성요소

3 연속혈당측정(CGM) 기기의 착용 방법

준비물

- 센서
- 송신기(= 트랜스미터)
- 삽입기(= 어플리케이터)

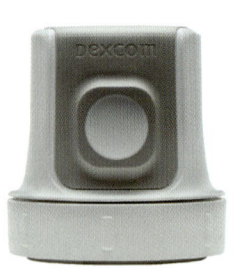 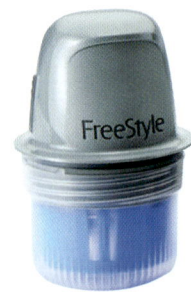 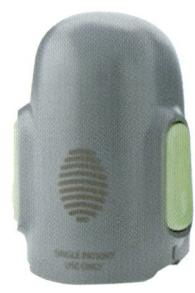 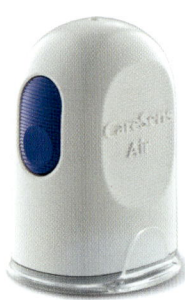

- 알코올솜
- 부착 테이프

※ 참고: 기기에 따라 준비물이나 명칭이 다를 수 있다.

부착 부위

- 센서는 보통 상완 뒷부분이나 복부에 주로 부착하며, 앉거나 누웠을 때, 또는 허리 밴드 등에 눌리지 않을 부위를 선택하는 것이 좋다.
- 일반적으로 상완 뒷부분에 많이 부착한다.
- 인슐린 주사를 투여하는 부위와는 가급적 먼 곳에 부착하고, 인슐린 반복 주사로 인해 지방층이 뭉쳐 딱딱한 부위도 피하는 것이 좋다.

그 외, 흉터나 점, 사마귀, 문신, 상처 등이 있는 부위는 피하는 것이 좋고, 피부 자극을 줄이기 위해 최근에 부착했던 부위와 가급적 다른 부위에 부착한다.

연속혈당측정(CGM) 기기의 원리 및 구성요소 01

부착 방법

센서의 기본 부착 원리는 다음과 같다.

- 손을 깨끗이 씻고 준비물(센서, 송신기, 삽입기, 알코올솜, 부착 테이프)을 점검한다.
- 센서 부착 전 부착할 부위를 알코올솜으로 닦아 깨끗하게 한다.
- 삽입기(= 어플리케이터)를 이용하여 센서를 피부에 부착시킨다.
- 피부에 부착된 센서에 송신기(= 트랜스미터)를 결합시킨다.
- 테이프로 센서와 송신기를 고정한다.

※ 참고: 프리스타일 리브레 및 덱스콤 G7은 센서와 송신기 일체형으로 송신기 결합 과정 및 이후 테이프로 고정하는 과정이 필요 없다.

센서의 기본 부착 원리는 동일하나 기기별로 구성요소의 모양이나 삽입 보조기구 등이 다를 수 있어, 자세한 부착 방법은 다음 링크나 구입 시 회사 안내 책자를 이용한다.

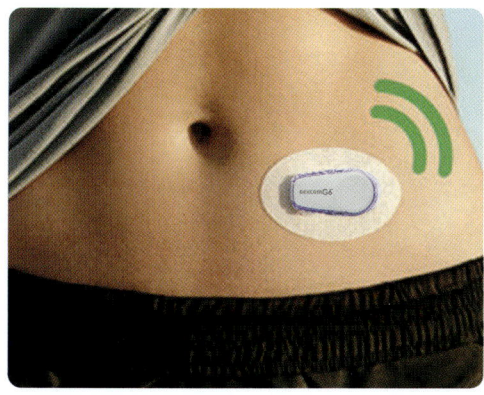 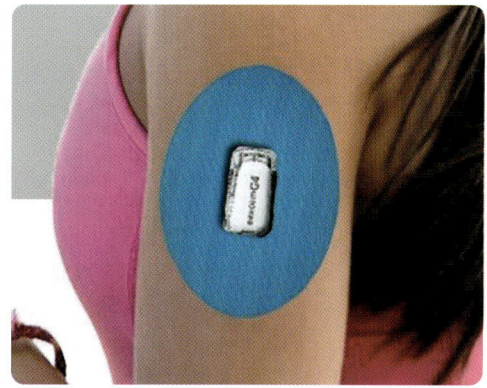

01 연속혈당측정(CGM) 기기의 원리 및 구성요소

연속혈당측정기 안내 동영상[*]

다음은 각 회사의 안내 동영상으로 본인이 사용하는 연속혈당측정 기기 이름을 확인 후 참고한다.

● **덱스콤 G6/G7**

네이버에서 "덱스콤 G6" 또는 "휴온당뇨케어 G6"를 검색하여 가장 상단에 검색된 'Dexcom G6'를 클릭하여 제품사 홈페이지로 들어가면 관련 동영상들을 쉽게 찾을 수 있다(www.cgms.co.kr).

제품사 홈페이지의 동영상 링크는 회원 가입 후 볼 수 있다. 회원 가입 없이 동영상을 보고 싶은 경우 유튜브에서 "휴온당뇨케어"를 검색하면 아래 동영상들을 쉽게 찾을 수 있다.

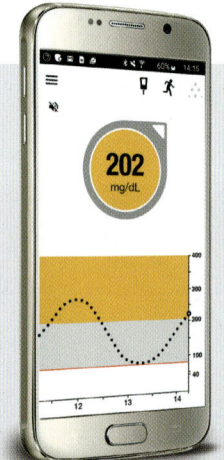

연속혈당측정기 안내 동영상

- 센서 삽입 및 송신기 분리 방법
  https://www.youtube.com/watch?v=QfA91tLxBu0
- 모바일앱 다운로드 및 설치 방법
  https://www.youtube.com/watch?v=gS5svxzWpgk
- 덱스콤 팔로우앱 설치하기
  https://www.youtube.com/watch?v=T2H1SX7T4Kw
- 클라리티 활용법(환자 및 보호자용)
  https://www.youtube.com/watch?v=Z_9oAmu2a80

*2020년 12월 기준 웹 페이지 참조 내용임.

연속혈당측정(CGM) 기기의 원리 및 구성요소　01

● 가디언 커넥트

네이버에서 "메드트로닉몰"을 검색하여 가장 상단에 검색된 '스마트한 혈당 측정 의료기기 가디언 커넥트 시스템'을 클릭하여 제품사 홈페이지로 들어가면 관련 동영상들을 쉽게 찾을 수 있다(www.medtronicmall.co.kr).
메뉴바에서 'CGM(연속혈당측정) – 가디언 커넥트 교육 동영상'을 선택한다.

- 센서 삽입
  https://youtu.be/DjDjs2c8tCg
- 센서 경보 안내
  https://youtu.be/WN0FqD81z0o
- 교정 방법(=보정 방법)
  https://youtu.be/MutaLpYWbJo
- 애플리케이션 설정 방법
  https://youtu.be/yj8ukgqsRpI
- 애플리케이션 사용 방법
  https://youtu.be/UwNMb5vHe20
- 보호자 계정 설정 방법
  https://youtu.be/f94kW78cnnU
- 보호자 기능 활용하기
  https://youtu.be/T29p4gNQcmM
- 추가 주의 사항
  https://youtu.be/4qHcMd7LFeg

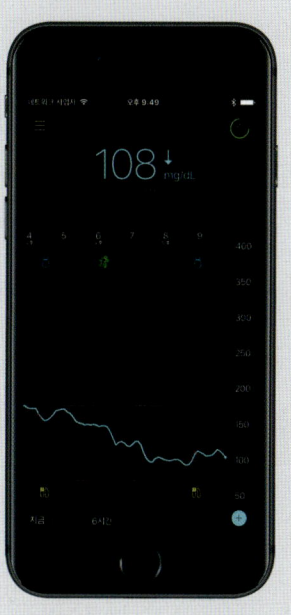

01 연속혈당측정(CGM) 기기의 원리 및 구성요소

● 프리스타일 리브레

네이버에서 "프리스타일 리브레"를 검색하여 가장 상단에 검색된 '프리스타일 리브레 연속혈당 시스템'을 클릭하여 제품사 홈페이지로 들어가면 관련 동영상들을 쉽게 찾을 수 있다(www.diabetesmall.co.kr).
메뉴바에서 '프리스타일 리브레 더 알아보기 – 참고 영상'을 선택한다.

- 센서 부착 방법
  https://youtu.be/jOOESefHl60
- 안드로이드폰으로 센서 스캔하기(한글자막)
  https://youtu.be/B29yQSz9QZw
- 아이폰으로 센서 스캔하기(한글자막)
  https://youtu.be/aHPVZNJ95xY
- 당 수치와 패턴 확인하기(한글자막)
  https://youtu.be/NNydBfmasYM

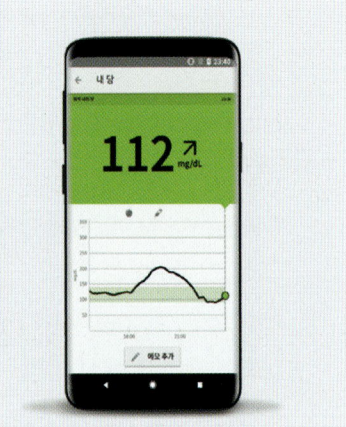

● 케어센스 에어

각종 검색엔진에서 "케어센스 에어"를 검색하여 제품사 홈페이지로 들어가면 관련 동영상 들을 쉽게 찾을 수 있다(https://caresensair.com/).

- 센서 부착 및 앱 시작하기
  https://www.youtube.com/watch?v=9y2XA-YcUZU
- 센서 탈착 및 교체하기
  https://www.youtube.com/watch?v=2AmfvSQ3GKI

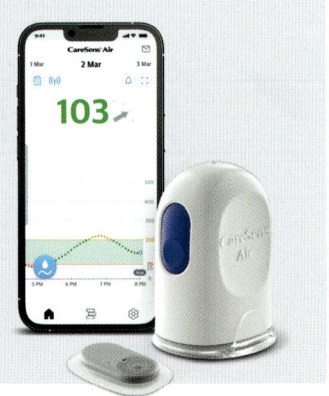

연속혈당측정(CGM) 기기의 원리 및 구성요소 01

4 연속혈당측정(CGM) 기기의 보정(calibration)

연속혈당측정기는 자가혈당측정을 통해 혈당 수치를 보정하는 것이 필요하다. 보통 최소 12시간마다 보정이 필요하며, 보다 높은 정확성을 위해서는 하루 3~4회 보정하는 것이 좋다.
프리스타일 리브레(Freestyle Libre)와 덱스콤 G6/G7(Dexcom G6/G7) 기기는 보정을 하지 않아도 된다.
그러나 다음과 같은 경우에는 보정에 관계없이 자가혈당측정을 통해 혈당 수치를 확인해야 한다.

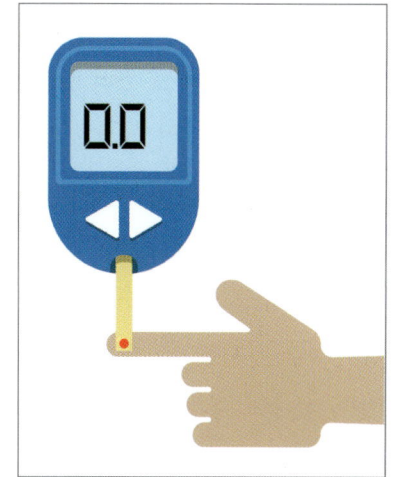

- 연속혈당측정기 센서 삽입한 이후 2시간(프리스타일 리브레의 경우 삽입한 후 약 12시간)
- 고혈당 또는 저혈당 경고가 자신의 증상이나 예상과 맞지 않는 경우
- 연속혈당측정기에서 보이는 혈당 수치가 자신의 증상이나 예상과 맞지 않는 경우
- 아세트아미노펜 성분이 함유된 약물을 복용하는 경우(프리스타일 리브레, 덱스콤 G6/G7은 영향이 없으므로 제외)
  : 타이레놀, 파세몰정, 아세트아미노펜정, 하노펜정, 비코연질캡슐, 베아코프정, 포스펜정, 위콜판정, 타미놀캅셀, 세노펜정, 울트라셋 등
- 혈당이 지속적으로 40 mg/dL 또는 400 mg/dL으로 나오는 경우

02 연속혈당측정(CGM)의 정확도가 의심되는 경우 대처 방법

1 연속혈당측정(CGM) 정확도가 의심되는 경우 대처 방법

연속혈당측정은 사실 정확한 용어가 아니며, '연속혈당측정'이라는 한글 이름과는 달리 혈액 속의 포도당 농도를 측정하지 않고 간질액의 포도당 농도를 측정한다. 따라서 혈관의 포도당이 세포 간질액으로 전달되는 시간 및 센서의 전기 신호를 포도당 수치로 전환하는 시간 등이 소요되어 실제 혈당값보다 보통 5~15분(최소 0분~최대 45분) 지연되어 나타나게 된다. 이러한 지연은 특히 혈당이 급격히 변화하는 상황에서 크게 나타나 연속혈당측정의 정확도를 감소시킨다.

대표적으로 저혈당이 온 후 사탕, 주스 등 저혈당 응급 식품을 통해 포도당을 섭취한 경우 혈당은 급격히 오르게 되는데, 이 때 연속혈당측정의 포도당 수치는 상당한 지연을 가지고 반영된다. 따라서 아무리 정확도가 좋은 최신 연속혈당측정 기기를 사용하더라도 저혈당을 교정한 직후 15분째에 혈당을 확인하는 것은 손끝 채혈을 통한 자가혈당측정을 기준으로 하는 것을 추천한다. 왜냐하면 이 경우 혈액 내의 포도당은 이미 교정되었는데 연속혈당측정의 혈당값은 천천히 변하여 아직 저혈당으로 나타나고 있을 수 있기 때문이다.

● **자가혈당측정**

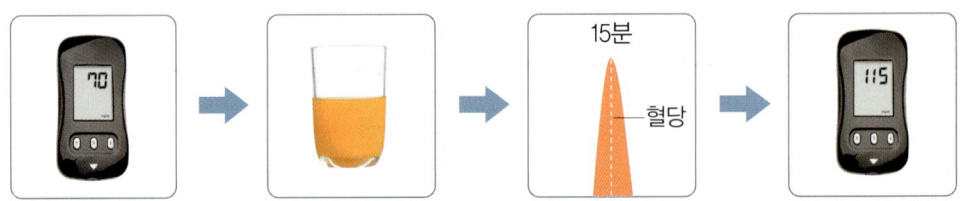

● **연속혈당측정**

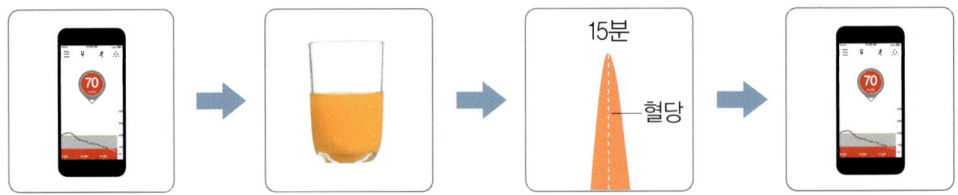

연속혈당측정(CGM)의 정확도가 의심되는 경우 대처 방법 02

Q 센서 착용 후 24시간이 지났나요?

A 센서를 착용하고 처음 24시간은 연속혈당측정(CGM) 기기의 정확도가 감소할 수 있다. 이를 예방하기 위해서는 센서 착용(또는 교체) 시간을 취침 전으로 변경해 보세요.

Q 마지막 센서 보정은 언제 했나요?

A 센서가 간질액에서 얻은 전기 신호로부터 포도당 수치를 측정하기 위해서는 자가혈당측정기로 혈당검사를 하여 보정하는 것이 필요하다. 프리스타일 리브레와 덱스콤 G6 센서와 같이 이미 공장에서 보정을 마친 채 시판되어 사용자에 의한 보정이 필요 없는 기기가 아니라면, 주기적으로 자가혈당측정기로 혈당검사를 하여 센서를 보정해주어야 한다. 가능하면 하루 4회 이상 보정하는 것이 좋으며, 적어도 12시간 간격으로 센서를 보정해야 한다. 혹시 마지막 보정 후 12시간이 지났다면 자가혈당측정기로 혈당검사를 한 혈당값으로 센서를 다시 한번 보정해 준다. 기기에 따라 센서를 삽입한 첫 날에는 삽입 후 2시간, 6시간 후에 추가 보정을 해야 하는 경우도 있다.

Q 센서는 피부와 떨어져 있지 않고 잘 부착되어 있나요?

A 센서가 피부에 잘 밀착하여 부착되지 않은 경우 정확도가 감소할 수 있다. 따라서 센서 부착 시 주의하여 부착하고, 접착 테이프 등을 이용하여 착용 기간 동안 센서가 피부에 잘 부착되어 있도록 한다.

02 연속혈당측정(CGM)의 정확도가 의심되는 경우 대처 방법

Q 센서가 손상되지는 않았나요?

A 혹시 센서를 교체한 이후부터 혈당 측정값이 부정확해진 것 같고, 정확도가 감소한 다른 원인을 찾아도 이유가 없다면 센서가 손상되지 않았는지 확인이 필요하다. 새로운 센서로 교체해 본다.

Q 센서를 교체한지는 며칠이 되었나요?

A 센서는 정해진 유효 사용 기간이 있다(덱스콤 G5 센서 7일, G6 센서 10일/메드트로닉 가디언 커넥트 엔라이트 센서 6일, 가디언3 센서 7일/프리 스타일 리브레 14일). 유효 사용 기간이 지난 센서는 다시 교체해준다.

Q 혹시 타이레놀(아세트아미노펜)이나 그 외 아세트아미노펜이 함유된 해열제나 진통제를 복용하지는 않았나요?

A 타이레놀(아세트아미노펜)은 연속혈당측정(CGM) 기기의 정확도를 감소시킬 수 있다. 약제를 복용하고 7시간 이내에는 혈당이 20~30 mg/dL 정도 더 높게 측정될 수 있으며, 반대로 혈당이 낮게 측정되거나 20~30 mg/dL 이상 차이가 나게 측정되는 경우도 보고되고 있다. 따라서 연속혈당측정(CGM) 기기를 사용 중에는 타이레놀(아세트아미노펜)이나 아세트아미노펜을 함유하는 해열제, 진통제, 종합감기약 등은 복용하지 않는 것이 좋다. 단, 덱스콤 G6, 프리스타일 리브레 등의 제품은 영향이 없다.

Q 비타민 C 혹은 아스피린을 복용하지는 않았나요?

A 500 mg 이상의 비타민 C, 650 mg 이상의 아스피린은 일부 연속혈당측정 센서의 정확도를 감소시킬 수 있다는 보고들이 있다.

연속혈당측정(CGM)의 정확도가 의심되는 경우 대처 방법

Q 앉아있거나 누워있을 때 센서가 눌리지는 않나요?

A 센서가 눌려서 압력을 받는 경우 센서의 정확도가 감소할 수 있다. 혈당이 낮게 측정된 경우는 압력이 사라지면 정상으로 돌아올 수도 있으나 기본적으로 센서는 압력이 가해지는 부위인 허리나 둔부, 또는 앉거나 잘 때 눌릴 수 있는 부위에는 부착하지 않는 것이 좋다. 또한, 허리 밴드 등에 의해 눌릴 수 있는 부위도 피하는 것이 좋다.

Q 혈당이 너무 낮거나, 반대로 너무 높지는 않나요?

A 일반적으로 센서 혈당 측정 범위는 40~400 mg/dL이다(프리스타일 리브레는 40~500 mg/dL). 따라서, 혈당이 40 mg/dL 이하일 때도 40 mg/dL로 측정되며, 400 mg/dL 이상일 때도 400 mg/dL로만 측정이 된다. 만약 혈당이 계속 40 mg/dL으로 나오거나, 400 mg/dL으로 나온다면 반드시 손가락에서 직접 혈당을 측정해서 확인해보는 것이 좋다.

Q 저혈당을 교정한 직후이거나 현재 혈당이 급격히 변하고 있는 상태인가요?

A 일반적인 자가혈당측정은 손가락 끝의 모세혈관에서 포도당을 측정하는데, 연속혈당측정 기기의 센서는 혈관이 아닌 세포 주변 간질액의 포도당을 측정하게 된다. 따라서 혈관의 포도당이 세포 간질액으로 전달되는 시간이 소요되어 연속혈당측정 기기에서의 혈당값은 실제 혈당값보다 보통 5~15분 지연되어 나타날 수 있다(그림 2). 이러한 이유로 포도당 섭취로 저혈당을 교정한 직후나 혈당이 급격히 변하고 있는 상태에서는 연속혈당측정 기기의 혈당값이 부정확할 수 있다. 예를 들어, 만약 저혈당으로 주스, 사탕, 포도당 용액 등으로 당분을 보충하고 15분 후 혈당이 괜찮은지 확인하는 경우라면, 혈관의 포도당은 이미 저혈당에서 회복되었으나 연속혈당측정 기기의 혈당값은 이보다 늦게 변하여 아직 저혈당으로 나타날 수도 있다. 따라서 이러한 경우 반드시 손끝 채혈을 통해 혈당값을 직접 확인해야 한다.

03 AGP(Ambulatory Glucose Profile) 리포트 구성요소

활동혈당개요(AGP) 보고서의 구성 정보는 다음과 같다.

❶ 환자의 연속혈당측정 기기 사용 기간, 사용 비율, 평균 혈당치, 혈당 관리 표시기(Glucose management indicator, GMI), 혈당 변동성을 대변하는 표준 편차 및 변동 계수, 목표 범위 내 비율(Time in range, TIR) 등의 수치로 표현되는 정보이다. 이 중 '혈당 변동성'은 저혈당 위험이 높은 환자를 한눈에 알 수 있는 유용한 지표이다.

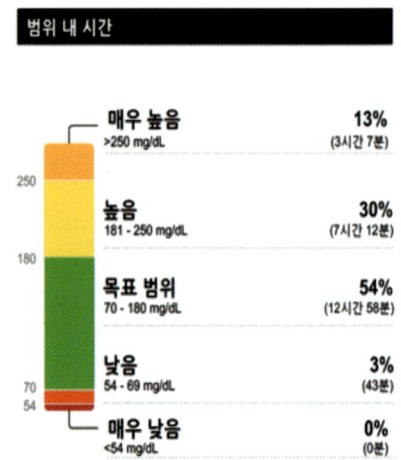

AGP(Ambulatory Glucose Profile) 리포트 구성요소 03

❷ 24시간 시간대별 혈당 추이 그래프

이중 24시간 시간대별 혈당 추이 그래프에서는 가운데의 굵은 실선이 중앙값(50% 분위), 청색 실선이 25~75% 사분위 범위(interquartile range, IQR)를, 녹색 점선은 10~90% 분위를 의미한다. 특정 시간에 각 분위 범위 영역이 좁을수록 환자 변동성이 적다고 해석할 수 있다.

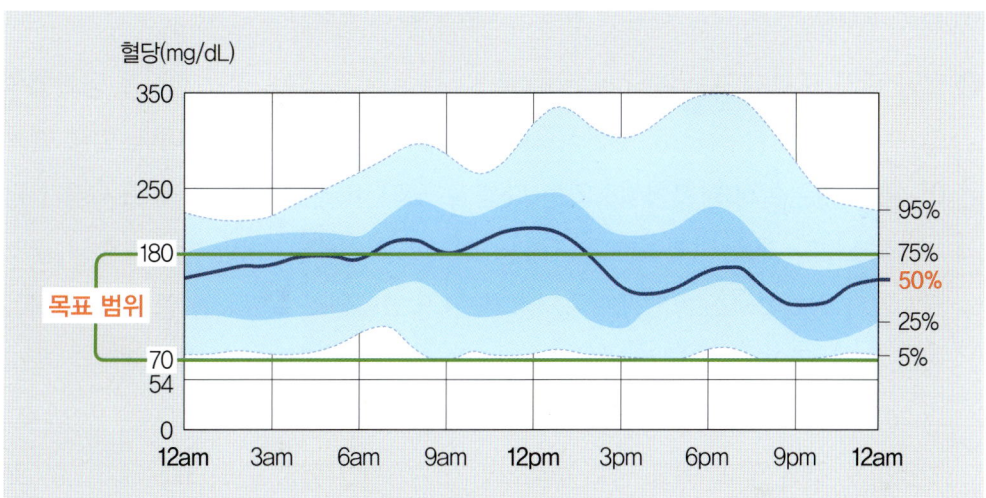

❸ 요일별로 하루의 혈당의 변화를 나타낸 일일 혈당 프로필

날마다 나타나는 혈당의 변화는 식사, 운동, 스트레스 등 다양한 일시적 요인에 영향을 받으므로, 탄수화물 계수의 조정, 변동 계수의 조정, 지속성 인슐린 및 초속효성 인슐린의 기준 용량 등의 결정은 장기적 추세를 반영하는 활동혈당개요를 보고 결정하는 것이 좋다.

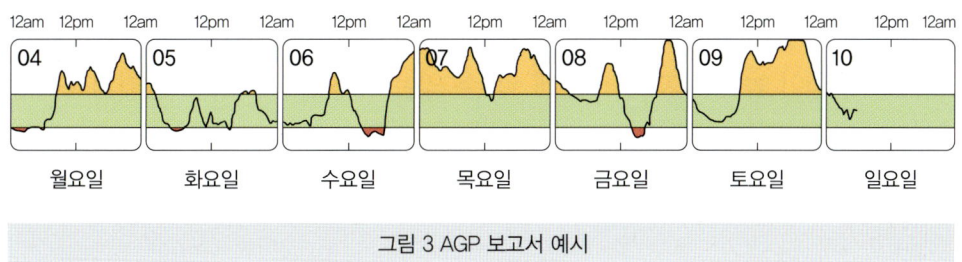

그림 3 AGP 보고서 예시

03 AGP(Ambulatory Glucose Profile) 리포트 구성요소

1 구성요소의 의미와 권장 목표치

❶ 연속혈당측정기 사용일수는 14일 이상을 권장한다.

❷ 활성화 비율 데이터의 충분성을 확보하기 위해 14일 동안의 사용 비율은 70% 이상 활성화를 권장한다.

❸ 평균 혈당은 측정 기간 동안의 혈당의 평균값을 의미한다.

❹ 혈당 관리 표시기(Glucose management indicator, GMI)는 평균 혈당을 당화혈색소 수치로 환산한 것으로, 일반적으로 당화혈색소와 비슷한 수치이나, 혈당 변동이 심한 경우 실제 당화혈색소와는 다를 수 있다. 따라서, 혈당 관리 표시기가 당화혈색소보다 계속 낮게 나오면 저혈당 여부를 확인해야 하며, 반대로 혈당 관리 표시기가 당화혈색소보다 계속 높게 나오면 당화혈색소 목표치를 좀 더 낮추어야 한다. 예를 들어 목표 당화혈색소가 7%이지만 혈당 관리 표시기가 6.6%로 항상 더 낮은 경우 저혈당이 자주 있거나 저혈당인 상태가 오래 지속되지는 않았는지 확인하는 것이 좋고, 목표 당화혈색소가 7.5%이지만 혈당 관리 표시기가 7.9%로 항상 더 높은 경우 과도한 고혈당을 최소화하기 위해 당화혈색소 목표치를 7.2%로 낮추어 조절하는 것이 좋다.
연구에 따라 다르지만, 혈당 관리 표시기는 **목표 범위 내 비율(TIR)이 70% 이상인 경우 6.7~7.0%에 가깝고 50%가 당화혈색소 8%와 비슷하다.**

❺ 혈당 변동성을 나타내는 지표로 변동 계수(%CV, coefficient of variation)가 있다. 이는 해당 기간 혈당의 표준 편차를 혈당의 평균으로 나눈 값이며, 변동 계수가 **36%를 넘으면 혈당의 변동이 커서 저혈당 발생 위험이 높음을 의미한다.** 저혈당 발생 위험이 높은 환자를 한눈에 알 수 있는 유용한 지표이다. 당화혈색소 값이 같아도 혈당 변동성이 높으면 합병증 발생 위험 증가한다.

AGP(Ambulatory Glucose Profile) 리포트 구성요소 　03

❻ 1단계 고혈당: 높음(180 mg/dL 초과)

일반적으로 25% 미만(6시간 미만)을 유지하는 것이 목표이며, 고령이나 저혈당 고위험군의 경우 50% 미만(12시간 미만)이 목표이다.

❼ 2단계 고혈당: 매우 높음(250 mg/dL 초과)

심한 고혈당이 있다는 의미로 당뇨병 합병증 발생 및 **케톤산증의 발생과 연관된** 지표이다. 일반적으로 5% 미만(1시간 12분 미만), 고령이나 저혈당 고위험군의 경우 10% 미만(2시간 24분 미만)을 유지하는 것을 권장한다.

❽ 목표 범위(70~180 mg/dL)내 비율

전체 시간 중 포도당이 혈당 조절 목표인 70~180 mg/dL 수치로 유지된 시간의 비율을 목표 범위 내 비율(Time in range, TIR)이라고 한다. 목표 범위 내 비율(Time in range, TIR)은 합병증의 발생과 연관이 잘 알려져 있고, 일반적인 경우 70%를 넘게 하는 것이 목표이고, 고령 및 저혈당 고위험군의 경우 50%를 넘는 것을 목표로 할 수 있다.

목표 범위 내 비율 70%는 당화혈색소 7%, 목표 범위 내 비율 50%는 당화혈색소 8%와 비슷한 의미이다.

❾ 1단계 저혈당: 낮음(70 mg/dL 미만)

짧은 시간 내에 54 mg/dL 미만의 저혈당이 발생할 수 있는 경고 수치의 의미를 갖는다. 일반적으로 4% 미만(1시간 미만)을 유지하는 것이 목표이며, 고령 및 저혈당 고위험군의 경우 1% 미만(15분 미만)으로 만드는 것이 목표이다.

❿ 2단계 저혈당: 매우 낮음(54 mg/dL 미만)

인지 기능 저하, 부정맥, 사망률 증가 및 저혈당 무감지증의 발생과 관련된 지표 이다. 1% 미만(15분 미만)을 유지하는 것이 일반적인 목표이나, 고령 및 저혈당 고위험군의 경우 더욱 낮게, 최대한 0%에 가깝게 만드는 것이 목표이다.

AGP(Ambulatory Glucose Profile) 리포트 구성요소

- 혈당의 영역별 권장 목표치와 범위 내 비율

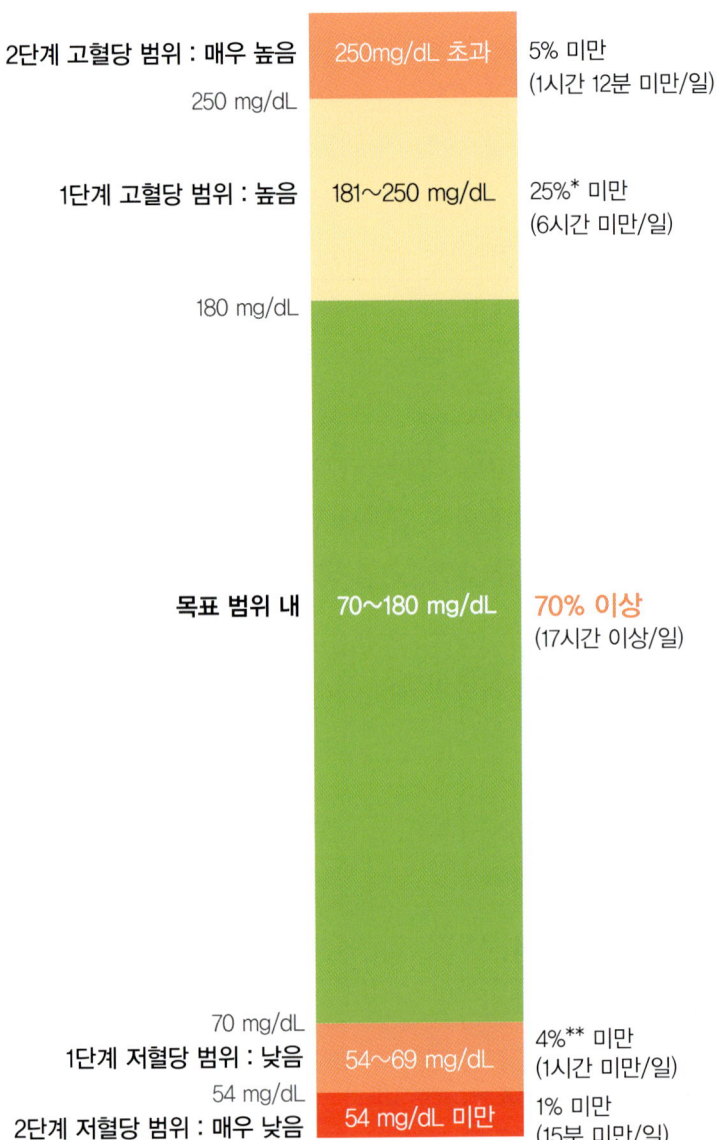

* 혈당이 〉 250 mg/dL인 비율을 포함하는 비율임.　** 혈당이 〈 54 mg/dL인 비율을 포함하는 비율임.

※ 참고문헌 Diabetes Care 2019 Aug; 42(8): 1593–1603.

AGP(Ambulatory Glucose Profile) 리포트 구성요소 03

고위험군/고령

- 2단계 고혈당 범위 250mg/dL 초과 — 10% 미만 (2시간 24분 미만/일)
- 1단계 고혈당 범위 181~250 mg/dL — 50%* 미만 (12시간 미만/일)
- 목표 범위 내 70~180 mg/dL — 50% 이상 (12시간 이상/일)
- 1단계 저혈당 범위 54~69 mg/dL 미만 — 1% 미만 (15분 미만/일)

1형당뇨병 임산부

- 1단계 고혈당 범위 140 mg/dL 초과 — 25% 미만 (6시간 미만/일)
- 목표 범위 내 63~140 mg/dL — 70% 이상 (17시간 이상/일)
- 1단계 저혈당 범위 54~63 mg/dL — 4%** 미만 (1시간 미만/일)
- 2단계 저혈당 범위 54 mg/dL 미만 — 1% 미만 (15분 미만/일)

- 목표 범위는 제한된 근거에 기반함. 더 많은 연구가 필요함. 2형당뇨병 임산부/임신성 당뇨병에 대한 근거가 매우 제한적이기 때문에 이에 대한 목표 범위 비율은 제시되지 않음.

* 혈당이 〉250 mg/dL인 비율을 포함하는 비율임.   ** 혈당이 〈 54 mg/dL인 비율을 포함하는 비율임.

03 AGP(Ambulatory Glucose Profile) 리포트 구성요소

• 10가지 핵심분석 항목과 기준 및 목푯값

현재 사용하고 있는 활동혈당개요(Ambulatory Glucose Profile, AGP) 보고서는 2019년 Advanced Technologies & Treatments for Diabetes(ATTD) 국제학회에서 다각적이게 사용되고 있던 여러 가지 AGP 내용을 10가지 핵심분석 항목과 기준 및 목푯값으로 표준화한 내용이다.

항목	기준	목표값	참고
❶ 착용일수	14일 동안(일)	14일 이상	
❷ 활성화 비율	14일 동안(%)	70% 이상	
❸ 평균 혈당 [Mean glucose]	mg/dL		
❹ 혈당 관리 지표 [Glucose Management Indicator, GMI]	평균 혈당으로 HbA1c를 추정한 수치(%)		• GMI < HbA1c: 잦은 저혈당 또는 저혈당 상태가 오래 지속되지 않았는지 확인 • GMI > HbA1c: HbA1c 목표치를 낮추어 과도한 고혈당을 최소화
❺ 변동 계수 [Coefficient of Variation, CV]	혈당의 표준편차를 평균으로 나눈 값	36% 이하	• CV가 높고 혈당 변동성이 높으면 저혈당 발생 위험 증가 • HbA1c 값이 같아도 혈당 변동성이 높으면 합병증 발생 위험 증가
❻ 2단계 고혈당	> 250 mg/dL	5% 미만	케토산증 발생 위험 증가
❼ 1단계 고혈당	181~250 mg/dL	25% 미만	
❽ 목표 범위 내 비율 [TIR]	70~180 mg/dL	70% 이상	• 70% ≒ HbA1c 7%(6.7%~7.0%) • 50% ≒ HbA1c 8%
❾ 1단계 저혈당	54~69 mg/dL	4% 미만 (1시간 미만)	
❿ 2단계 저혈당	< 54 mg/dL	1% 미만 (15분 미만)	인지 기능 저하, 저혈당 무감지증, 부정맥, 사망률 증가

★ 고위험군/고령, 1형당뇨병 임산부는 목표값 다름

AGP(Ambulatory Glucose Profile) 리포트 구성요소 03

2 목표 범위 내 비율(TIR), 당화혈색소, 평균 혈당, GMI의 상관관계

- 목표 범위 내 비율(TIR)과 당화혈색소 상관관계

혈당의 목표 범위 내 (70~180 mg/dL) 도달 비율	당화혈색소(%)	예측되는 95% 신뢰구간(%)
20%	9.4	8.0~10.7
30%	8.9	7.6~10.2
40%	8.4	7.1~9.7
50%	7.9	6.6~9.2
60%	7.4	6.6~9.2
70%	7.0	5.6~8.3
80%	6.5	5.2~7.8
90% 미만	6.0	4.7~7.3

★ 목표 범위 내 비율(TIR)이 10% 증가 시 당화혈색소가 0.5% 또는 0.8% 감소하며 목표 범위 내 비율(TIR)이 10% 감소 시 당뇨병성 망막병증이 64%, 미세 단백뇨가 40% 증가한다.

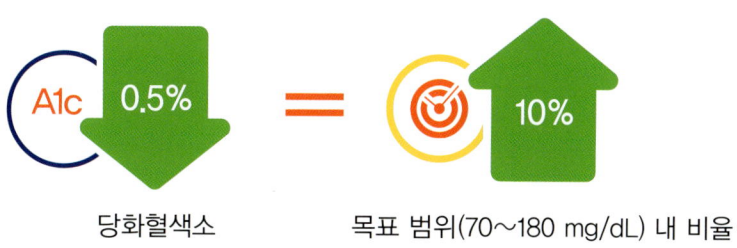

당화혈색소   목표 범위(70~180 mg/dL) 내 비율

03 AGP(Ambulatory Glucose Profile) 리포트 구성요소

• 당화혈색소와 평균 혈당 상관관계

당화혈색소(%)	평균 혈당(mg/dL)	예측되는 95% 신뢰구간(%)
12%	298	240~347
11%	269	217~314
10%	240	192~282
9%	212	170~249
8%	183	147~217
7%	154	123~185
6%	126	100~152
5.7% 미만	100 미만	76~120

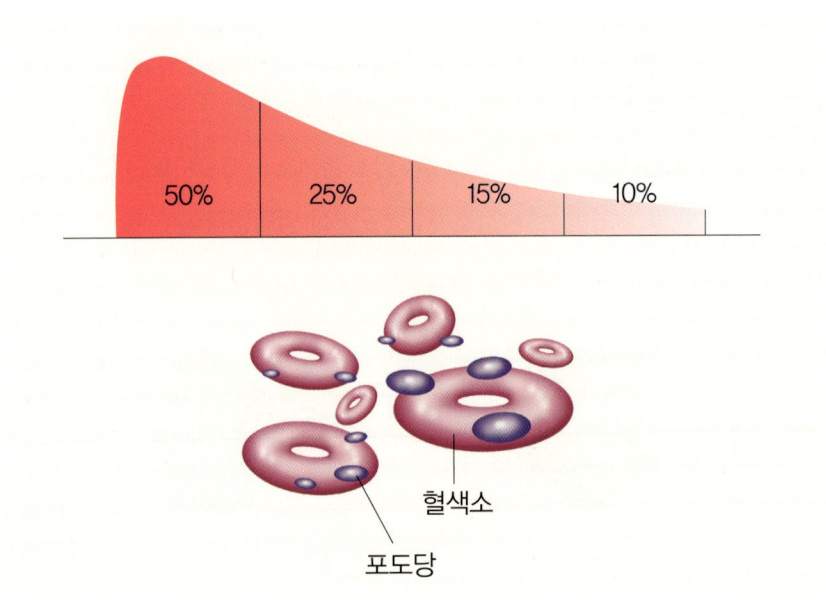

AGP(Ambulatory Glucose Profile) 리포트 구성요소 03

• 혈당 관리 지표(GMI) 와 평균 혈당 상관관계

혈당 관리 지표(GMI)(%)*	연속혈당측정기에 의한 평균 혈당(mg/dL)
11.7	350
10.5	300
9.9	275
9.3	250
8.7	225
8.1	200
7.5	175
6.9	150
6.3	125
5.7	100

＊참고문헌 : Bergenstal RM, Beck RW, Close KL, et al. Response to Comment on Bergenstal et al. Glucose Management Indicator (GMI): A New Term for Estimating A1C From Continuous Glucose Monitoring. Diabetes Care. 2018;41:2275-2280.

04 보험급여 대상자 및 기준금액

1 지원대상자

다음 각 호의 요건을 모두 충족하는 1형당뇨병 환자로서 별지 제3호 서식에 따라 공단에 신청하여 등록한 사람

❶ 다음 각 목의 어느 하나에 해당할 것

가. 혈중 씨펩타이드(C-peptide) 수치가 기저치 0.6 ng/mL 이하, 경구포도당섭취자극(또는 글루카곤 주사 또는 식사 후 등) 후 1.8 ng/mL 이하 또는 24시간 소변 씨펩타이드 수치가 30 μg/24 hr 미만인 경우

나. 최초 진단 시 당뇨병성케톤산증(DKA)의 병력이 있는 경우

다. 항글루타민산탈탄산효소항체(anti-GAD antibody) 등 췌도 또는 인슐린 등에 대한 자가항체 양성인 경우

❷ 적절한 혈당 조절을 위하여 인슐린 투여가 반드시 필요할 것

❸ 다음 상병에 해당할 것

상병코드	상병명
E10.x	인슐린 - 의존당뇨병

* 단, 위의 조건에 해당하더라도 2형당뇨병 환자는 제외한다.

2 청구금액

❶ 센서: 2019년 1월 1일부터 시행(2020년 12월 1일 개정)

- 제품 1개당 기준금액(제품 1개당 사용일수 × 1만원)의 70% 또는 실구입가 중 낮은 금액의 70% 지원(차상위는 기준금액의 100%)
- 첫 처방 시 30일 이내 가능, 그 이후 처방부터는 데이터 리포트를 의료진에게 제공해야 처방 가능, 이후는 최대 100일 이내 개수로 처방 가능
- 프리스타일 리브레의 경우 한 달에 2개까지 급여

보험급여 대상자 및 기준금액 04

❷ 당뇨병 관리 기기(연속혈당측정기): 2020년 1월 1일부터 시행
- 기준금액(210,000원/3개월)의 70% 또는 실구입가 중 낮은 금액의 70% 지원
- 처방 기간은 1회 3~12개월 이내(제품별 사용 기간 고려)
- 청구 기간은 구입일 부터 3년 이내

3 지급절차

❶ 처방전 발행
- 처방전 발행기관: 의료기관
- 처방전 발행자: 내과, 소아청소년과, 가정의학과 전문의

가. 환자등록신청서(최초 1회 – 이미 등록되어있는 경우 생략)

나. 당뇨병 관리 기기 처방전(요양비의 의료급여 기준 및 방법 [별지 제8호서식])

다. 연속혈당측정용 전극 소모성 재료 처방전(요양비의 의료급여 기준 및 방법[별지 제5호 서식])

❷ 구입: 소모품 및 관리 기기 구입(공단 등록업소 및 해당 사이트)

❸ 구비서류

가. 요양비 지급청구서(국민건강보험법 시행규칙 [별지 제19호의 2서식])

나. 의료기관에서 발행된 처방전(당뇨병 관리 기기 처방전, 당뇨병 소모성 재료 처방전 – 연속혈당측정용 전극)

다. 세금계산서(또는 카드전표와 거래명세서), 구입센서 개수별 고유식별번호 각 1부

❹ 청구: 공단 지사 및 출장소로 원본 제출(방문, 우편, 팩스)

❺ 공단에서 요양비 지급
- 공단서류 다운로드(국민건강보험공단 웹사이트 ⋯ 사이버민원센터 ⋯ 건강보험안내 ⋯ 보험급여 ⋯ 당뇨병 환자 소모성재료 구입비)

04 보험급여 대상자 및 기준금액

- 당뇨병 환자 소모성재료 처리 절차

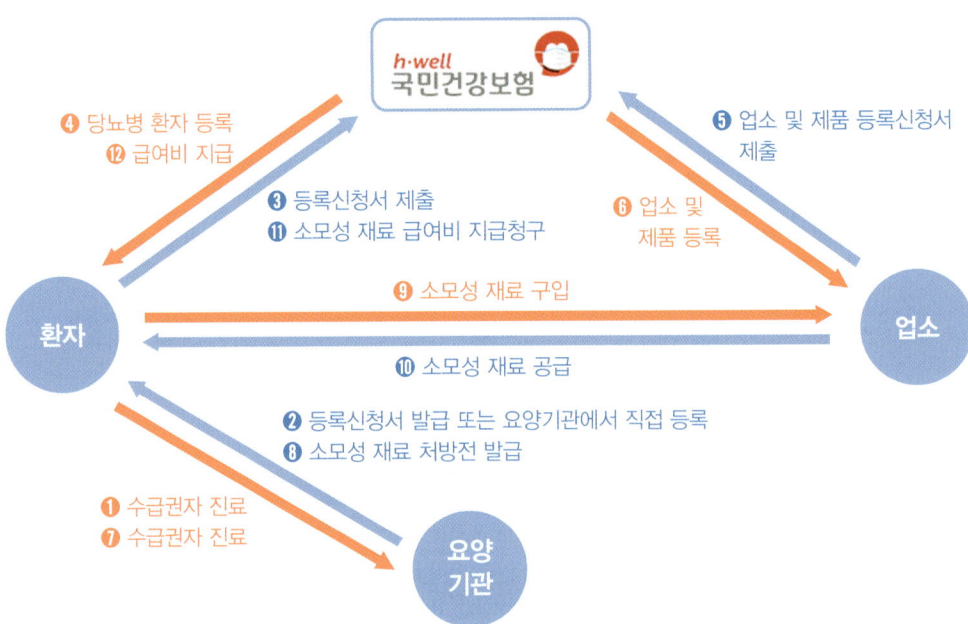

- 연속혈당측정기(센서) 환급

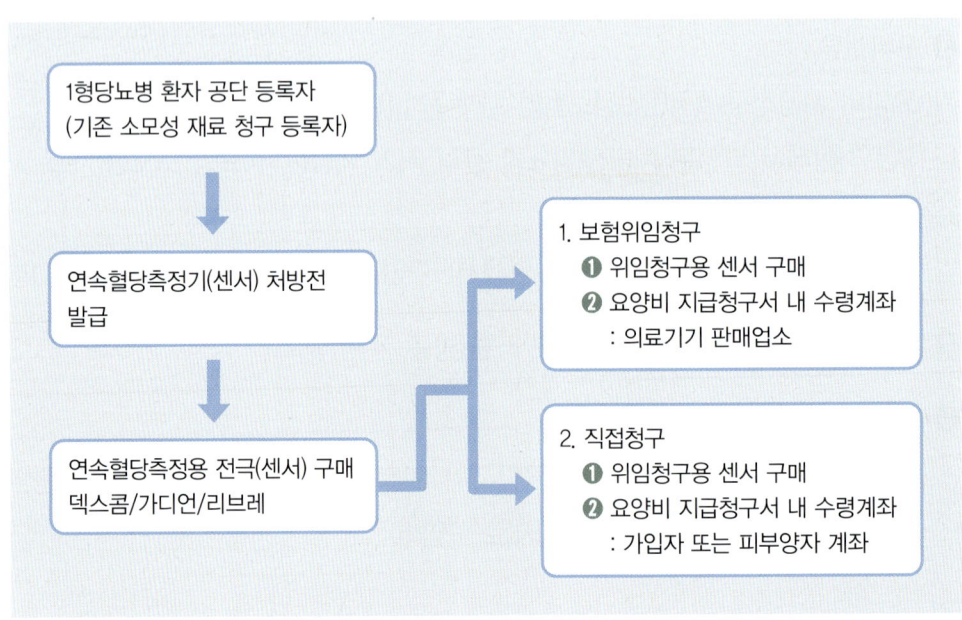

보험급여 대상자 및 기준금액　04

4 자료확인 방법

[당뇨병 환자 소모성 재료 처방전(연속혈당측정용 전극)에서 ❸ 확인사항 확인 방법]

덱스콤

❶ 클라리티 접속
- URL 직접 입력: http://clarity.dexcom.eu/?locale=ko-KR
- 네이버 검색창 "덱스콤"검색: 휴온당뇨케어몰 경유(www.cgms.co.kr)

❷ 클라리티 로그인
- 홈사용자 클릭 → 계정입력(Dexcom계정과 비밀번호)

❸ AGP 리포트 출력
- 로그인 후 대화형 보고서 클릭
- 이전 처방전 시작일~종료일 선택 → AGP에서 평균 혈당, 사용일수, 변동 계수 확인가능

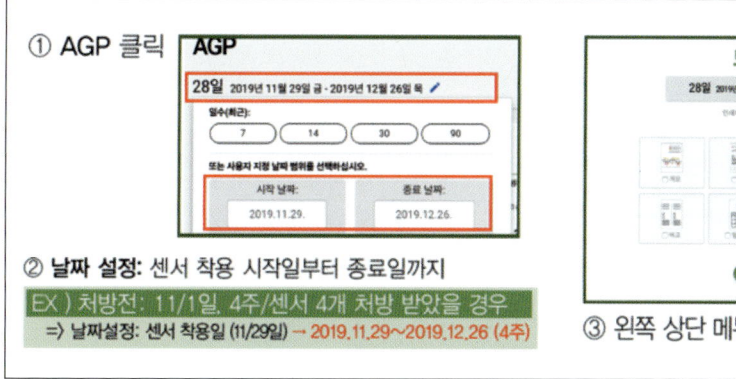
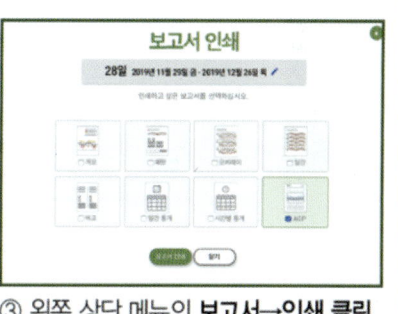

04 보험급여 대상자 및 기준금액

가디언 커넥트

❶ 케어링크 사이트 접속(http://carelink.minimed.eu)
- 앱에 로그인 되어있는 ID와 비밀번호로 로그인

❷ 리포트 생성
- 로그인 후 우측 상단에서 보고서 클릭 → 데이터 날짜 선택
- 센서 및 혈당계 개요 클릭
- 우측 상단에 보고서 생성 클릭

❸ 생성된 보고서 두 번째 페이지에서 데이터 내용 출력 또는 사진 촬영
- 연속혈당측정 시작일~종료일, 당 평균값 ± 표준 편차, 기간 동안 착용일수 확인

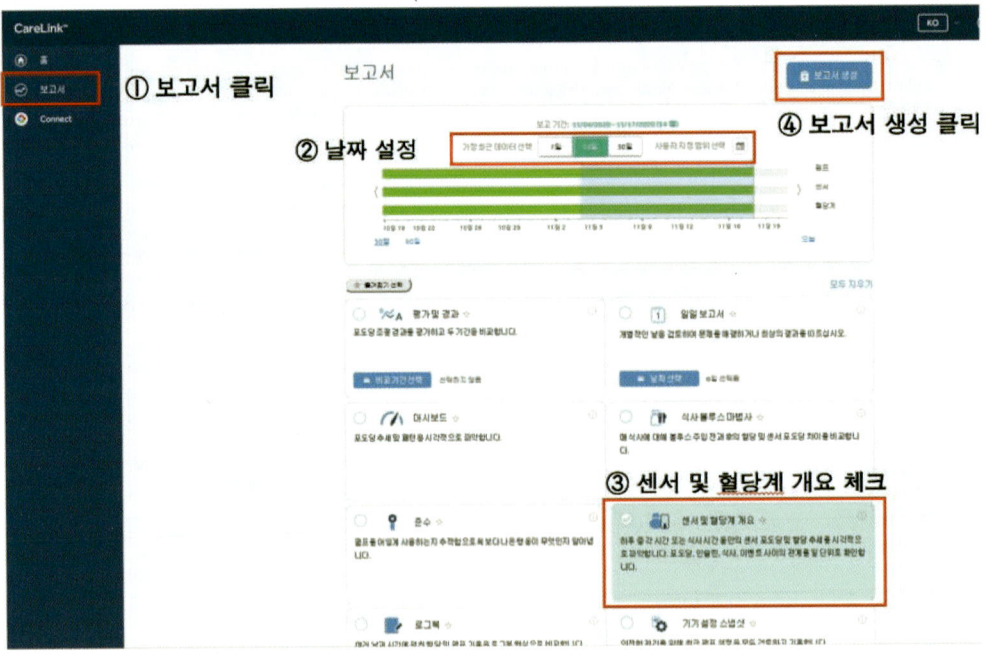

보험급여 대상자 및 기준금액 04

프리스타일 리브레

❶ 리브레뷰 사이트 접속(https://www.libreview.com)

❷ 리브레뷰 로그인

– 리브레뷰 계정 이메일과 비밀번호로 로그인

❸ AGP 리포트 생성

– 좌측 상단 혈당 이력 클릭 → 기간 설정 → 혈당 보고서 클릭

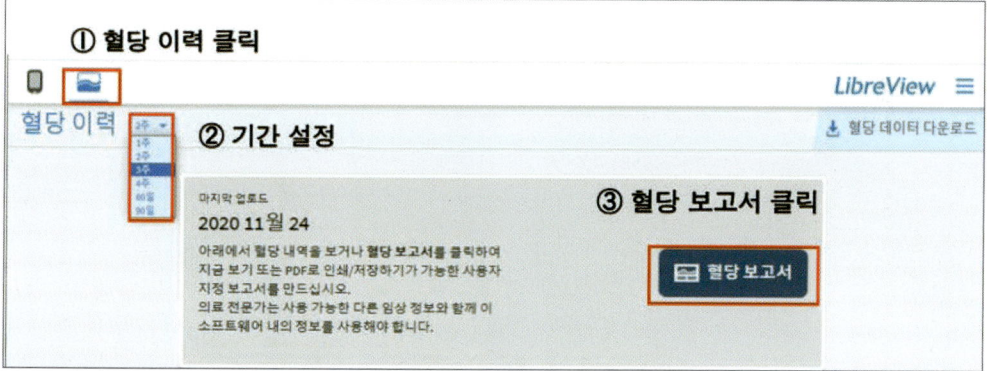

케어센스 에어

❶ 센스365 사이트 접속(https://sens365.com)

❷ 센스365 로그인

– 센스365 계정 이메일과 비밀번호로 로그인

❸ AGP 리포트 생성

– 로그인 후 해당 환자 선택 → 보고서 출력

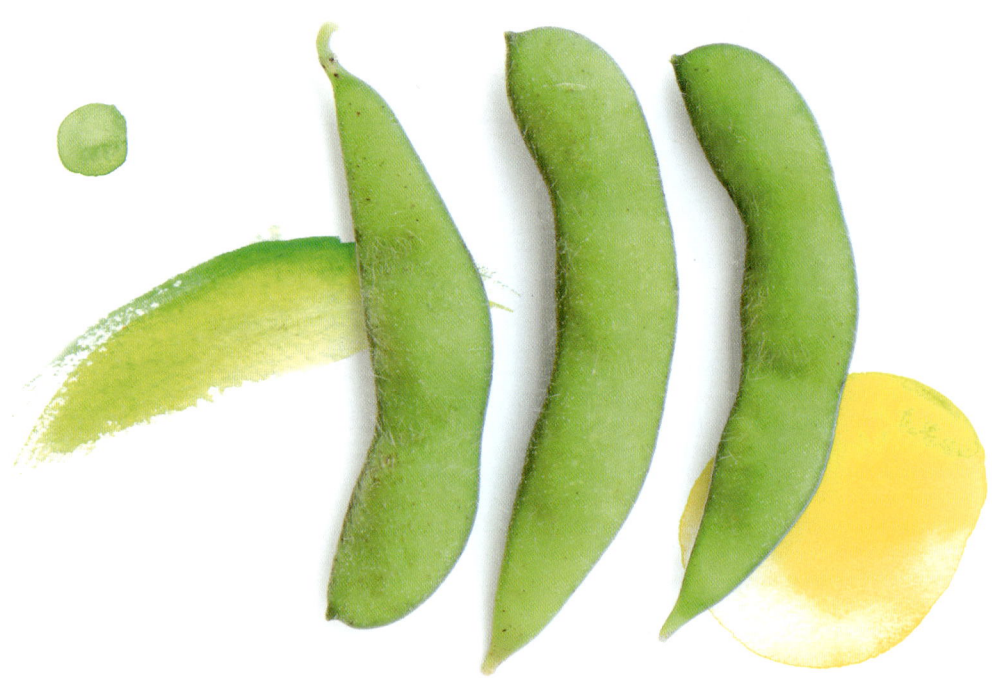

Chapter 2

기저 인슐린 주사 요법
(2형당뇨병)

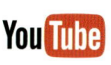  대한당뇨병학회
당뇨병의 정석 채널
재생목록 검색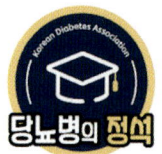

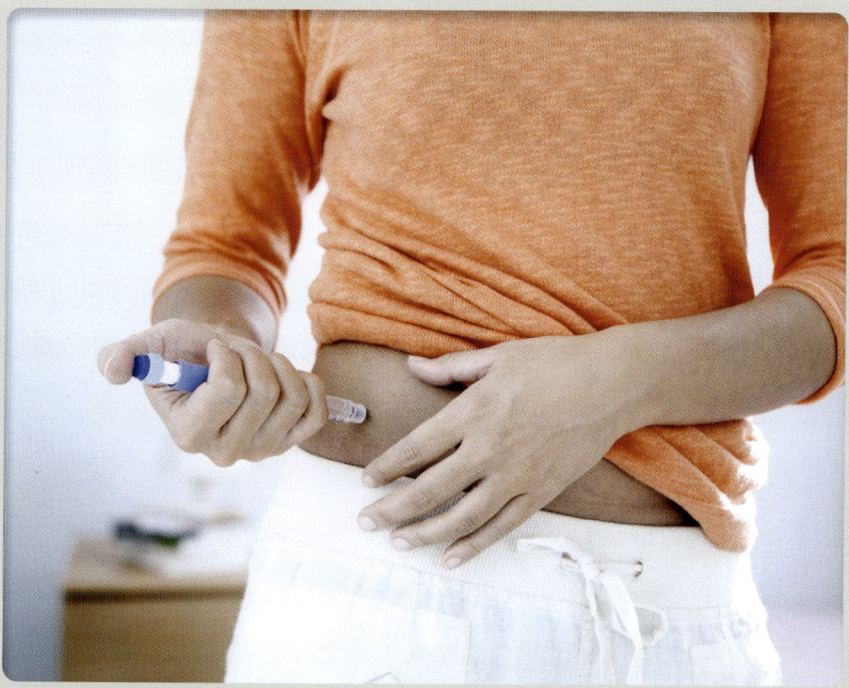

함께 볼만한 영상들 |  연속혈당측정 패턴에 따른 인슐린 용량 조정  연속혈당측정 AGP 보고서의 활용방법

01 기저 인슐린이란?

인슐린을 분비하는 췌장의 베타세포가 식사를 할 때만 일할 것이라 생각하기 쉽지만, 사실은 식사를 하지 않을 때도 하루 종일 쉬지 않고 일하고 있으며, 심지어 자고 있는 동안에도 지속적으로 인슐린이 소량 분비된다. 이와 비슷하게 작용하는 것이 기저 인슐린(장시간형 인슐린, 지속성 인슐린)이다.

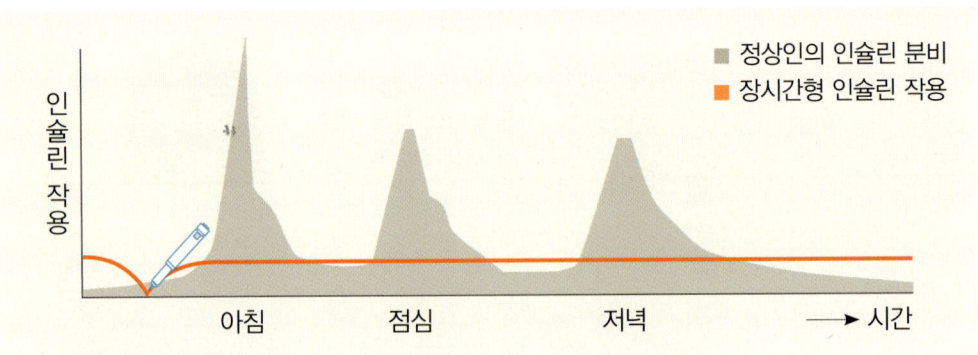

기저 인슐린은 작용의 강도가 특정 시간에 더 강해지지 않고 하루 종일 일정하게 작용하는 특성을 가지고 있다. 하루에 한번만 맞아도 된다는 장점 때문에 보통 인슐린을 시작할 때는 기저 인슐린부터 시작하게 된다. 특히 아침 식전을 포함해 하루 종일 혈당이 높은 경우에 한번의 주사로 하루 종일의 혈당을 낮추는 것이 목적이다.

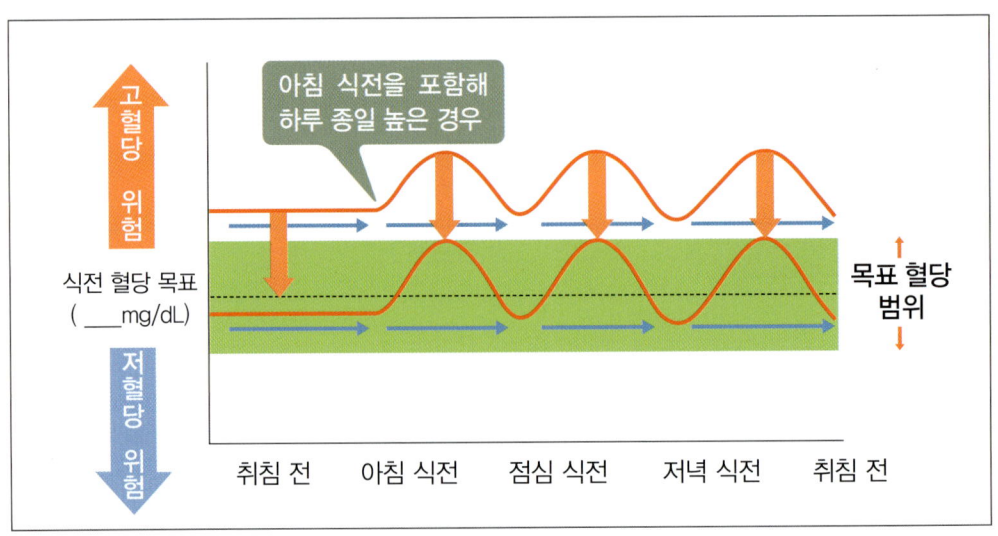

기저 인슐린이란? 01

식사 때는 인슐린의 수요가 훨씬 늘어나게 되는데 그럼 하루 종일 일정하게 작용하는 기저 인슐린만 쓰면 어떻게 하루 종일의 혈당이 좋아질 수 있을지 염려될 것이다. 이는 식사 때 늘어나는 인슐린의 수요를 췌장에서 스스로 분비하는 인슐린이 감당을 해 줘야 가능하다.

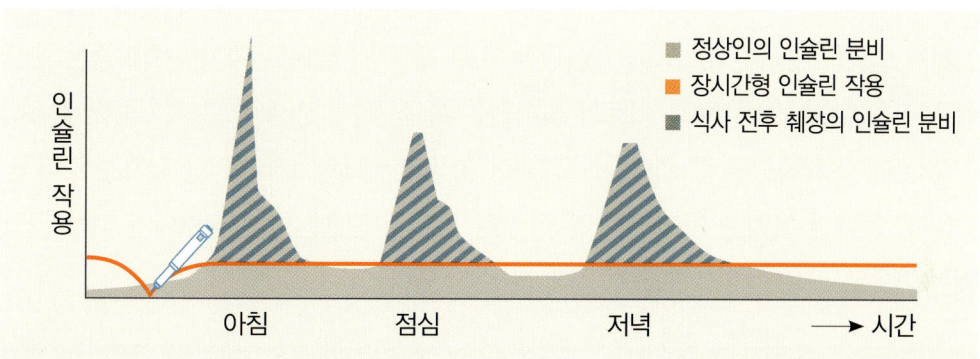

다행히도 2달 정도 기저 인슐린을 꾸준히 투여하게 되면 식사 후 분비되는 인슐린 분비능도 호전되었다는 연구가 있었다. 이것은 높은 혈당으로 과부하에 걸려 지쳐 있던 췌장이 휴식을 취하면서 인슐린 분비 능력을 일부 되찾기 때문으로 생각하고 있다.

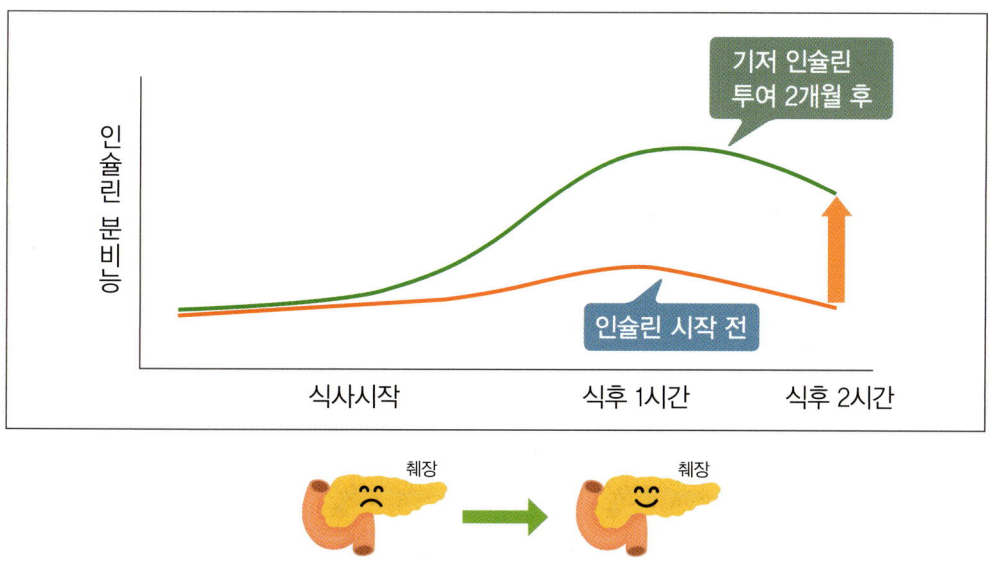

01 기저 인슐린이란?

바로 이 점 때문에 최근에 기저 인슐린을 시작하기로 결정했다면, 그것은 일생의 당뇨병 관리에서 가장 잘한 결정이 될 수도 있다. 왜냐하면 당뇨병은 진단 이전부터 인슐린 저항성이 늘어나는 것을 인슐린 분비가 늘려서 대응하다가, 췌장이 지치면 인슐린 분비가 감소하면서 혈당이 본격적으로 올라가서 진단이 되는 병인데, 스트레스 같은 악화 요인이 있으면 인슐린 분비세포가 자기 실력만큼도 발휘를 못하면서 갑자기 심하게 혈당이 올라간다. 그 때 인슐린 치료를 해 주면 적어도 자기 실력만큼은 인슐린 분비를 할 수 있게 된다. 치료가 늦어질 수록 더 빨리 인슐린 분비 기능이 감소하기 때문에 조기에 인슐린 치료를 결정하여 평생의 인슐린 분비를 잘 지키는 것이 중요하다. 간혹 남아있던 자기 실력이 많았던 경우는 인슐린을 시작했다가 다시 끊고 먹는 약으로 가는 경우도 드물지 않게 볼 수가 있다.

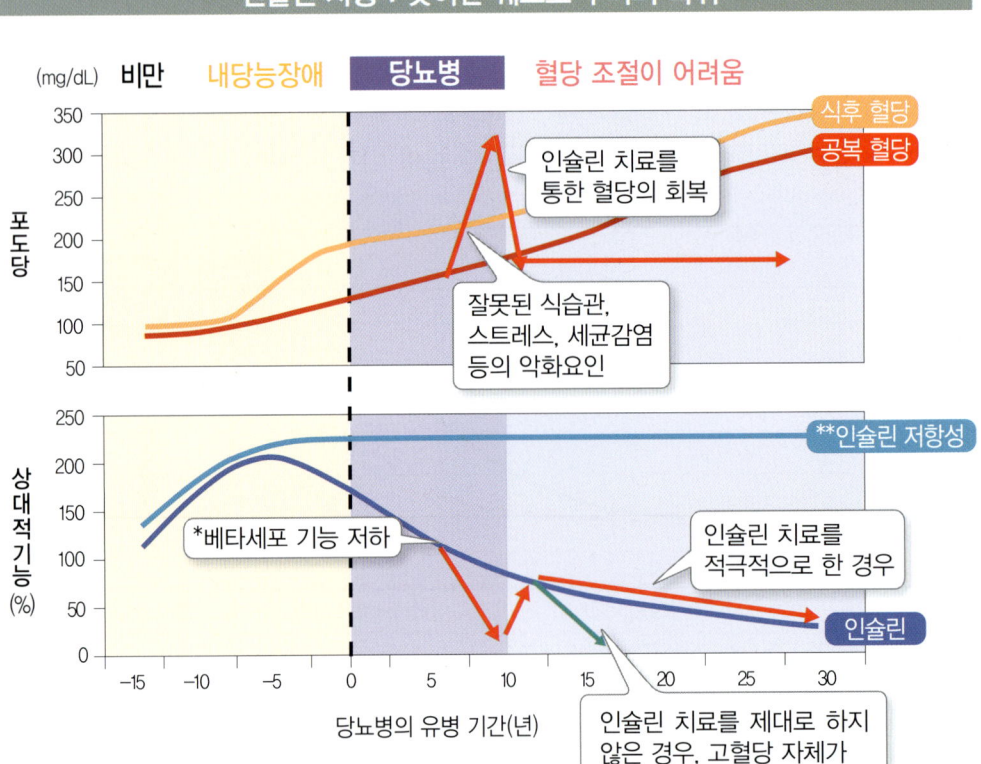

기저 인슐린의 주사 방법　02

• **주사 시간**

하루 한번만 식사 시간과 상관없이 주사하는 간편함 때문에 다양한 인슐린 사용법 중 기저 인슐린만 사용하는 것이 가장 많은 비중을 차지하고 있다. 주로 아침에 주사하긴 하지만, 자기 전 주사하는 것도 가능하다. 보통 하루 한번 식사와 관계없이 비슷한 시간에 주사를 하도록 하는데, 이전에는 작용시간이 24시간 이내인 주사를 많이 사용해서 매일 같은 시간에 주사를 해야 했으며, 가끔 늦잠을 자거나 주사하는 것을 잊거나 하면 혈당이 상승하기도 했다.

최근에는 트레시바나 투제오와 같은 주사들은 작용시간이 24시간보다 더 길게 개발되었다. 따라서 이들 주사들은 3시간(투제오)에서 6시간(트레시바)까지는 다른 날보다 늦게 주사해도 혈당에 영향이 거의 없어져서 더욱 편리해 졌다.

작용시간 및 주사 시간

0	2	4	6	8	10	12	14	16	18	20	22	24

시간 ⟶

02 기저 인슐린의 주사 방법

처음 시작하는 용량은 보통 간단하게 10단위로 하거나 혹은 체중의 0.2배로 하기도 한다. 물론 혈당이 굉장히 높은 경우는 이보다 더 높은 용량부터 시작하기도 한다. 중요한 건 10단위는 저혈당이 오지 말라고 굉장히 낮은 용량으로 시작한 것이기 때문에, 그냥 10단위로 계속 써도 되는 경우는 흔치 않다는 것이다. 이것을 오해하면 계속 10단위로만 쓰다가 왜 인슐린을 맞아도 혈당이 안 좋아지냐고 생각하게 되는데, 대단히 잘못된 경우이다. 반드시 매일 아침마다 혈당을 재서 2~3일 연속으로 목표한 아침 공복 혈당보다 높으면 전날 투여한 용량에서 2단위 혹은 10%씩 증량해야 한다.

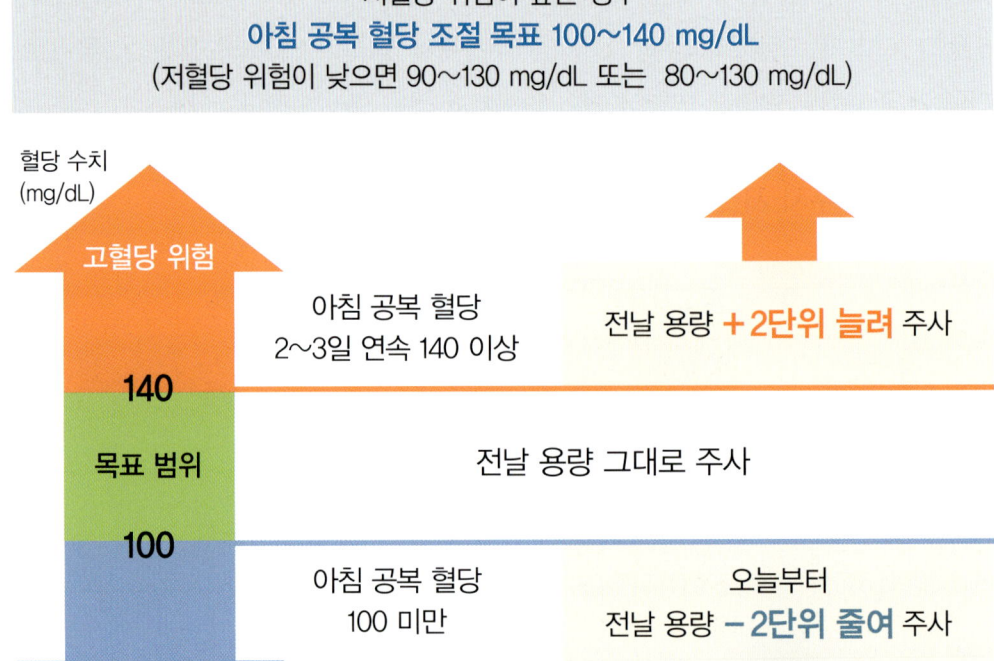

나이가 많고 저혈당 위험이 높은 경우는 아침 공복 혈당 목표를 100 mg/dL에서 140 mg/dL으로 잡기도 하고, 저혈당 위험이 낮은 경우는 아침 공복 혈당 80 mg/dL에서 130 mg/dL 혹은 90 mg/dL에서 130 mg/dL으로 잡기도 한다.

기저 인슐린의 용량 조정 03

아래 그림을 보면 아침마다 기저 인슐린 10단위를 주사하고 난 후 3일 째에도 아침 공복 혈당이 210 mg/dL으로 140 mg/dL을 넘었다. 그럼 3월 3일에는 전날 주사한 10단위에 2단위를 증량한 12단위를 주사해보면 된다. 우선 목표의 상한선인 140 mg/dL 아래로 진입할 때까지는 2~3일 간격으로 목표 혈당에 도달할 때까지 2단위씩 계속 증량하면 된다. 그런데 여기서 중요한 것은, 아침 공복 혈당이 목표 혈당인 100~140 mg/dL 사이로 호전된 경우에 흔하게 실수하는 부분이, 아침 혈당이 이제 막 목표에 진입하려 할 때 주사 용량을 성급하게 바로 다시 줄이는 경우가 있다. 그렇게 하면 안 되는 이유는, 오늘 아침의 혈당이 목표 범위 안으로 들어왔다는 것은 어제 맞은 용량이 적절했다는 의미이기 때문에, 오늘 아침 혈당이 100~140 mg/dL 사이이면 인슐린을 다시 줄이는 것이 아니라 전날 주사한 용량을 동일하게 주사해야 한다.

날짜	아침 식전	인슐린 용량 조정	기저 인슐린 용량
3월 1일	230 mg/dL	전날 용량 그대로	10단위
3월 2일	220 mg/dL	전날 용량 그대로	10단위
3월 3일	210 mg/dL	전날 용량 + 2단위	12단위
3월 4일	180 mg/dL	전날 용량 그대로	12단위
3월 5일	160 mg/dL	전날 용량 + 2단위	14단위
3월 6일	110 mg/dL	전날 용량 그대로	14단위

날짜	아침 식전	인슐린 용량 조정	기저 인슐린 용량
3월 14일	150 mg/dL	전날 용량 그대로	20단위
3월 15일	110 mg/dL	전날 용량 그대로	20단위
3월 16일	105 mg/dL	전날 용량 그대로	20단위
3월 17일	95 mg/dL	전날 용량 − 2단위	18단위
3월 18일	91 mg/dL	전날 용량 − 2단위	16단위
3월 19일	101 mg/dL	전날 용량 그대로	16단위

03 기저 인슐린의 용량 조정

즉 어제 14단위 맞고 오늘 혈당 110 mg/dL이면 어제와 동일하게 14단위를 계속 유지해야 한다. 물론, 목표 혈당의 하한선에 가깝게 90~100 mg/dL 정도까지 좋아졌다면 저혈당 예방을 위해서 선제적으로 2단위 정도 먼저 감량하는 것은 좋은 방법이다. 이 때도 많이 하는 실수가 인슐린을 줄이고 다음 날 혈당이 괜찮으면 곧바로 다시 늘리는 경우가 있는데, 인슐린을 줄이고 나서 오늘 아침 혈당이 좋았다는 것은 어제 맞은 용량이 괜찮았다는 의미이기 때문에, 도로 늘리지 않고 전날 줄인 용량으로 그대로 맞아야 한다(아래 그림 참조).

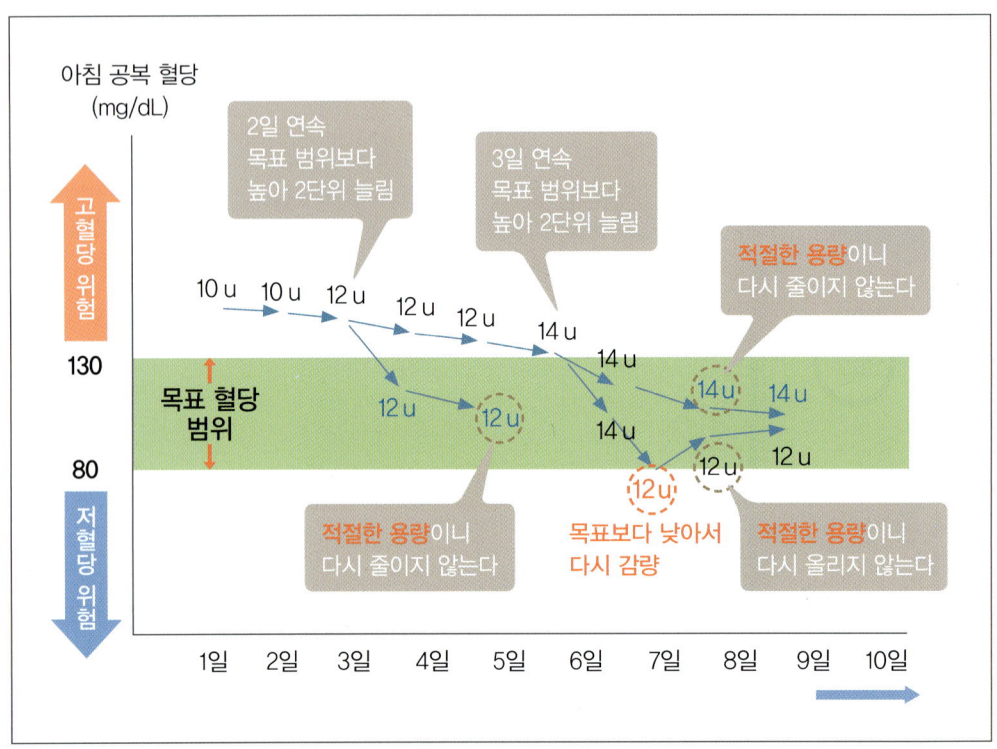

자기 전보다 오히려 아침에 더 혈당이 높다면? 04

진료실에서 종종 마주치게 되는 경우로, 어떤 환자분들은 새벽에 음식을 먹은 것도 아닌데 자기 전보다 오히려 아침의 혈당이 더 높아진다고 하는 경우가 있다. 이러한 경우 일반적으로 기저 인슐린의 작용이 부족하다고 생각해서 기저 인슐린 용량을 10% 정도 증량해 본다.

야간 동안 혈당 상승: 기저 인슐린 용량 부족

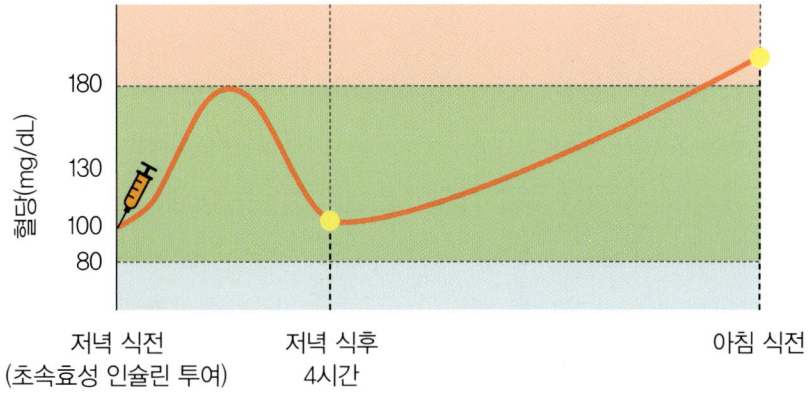

➡ 지속성 인슐린 10% 증량
➡ 가능한 다른 원인도 고려
  • 저녁 식사 시 고단백 또는 고지방식 섭취 시
  • 새벽 3시 저혈당에 따른 반동으로서의 아침 혈당 상승 여부 확인 필요
    (소모지 효과 배제)

예를 들어 원래 사용하는 기저 인슐린 용량이 20단위였다면, 10%인 2단위를 증량해 22단위로 증량한다. 그런데 이 경우는 기저 인슐린의 용량이 부족한 경우 외에도, 단백질이나 지방섭취가 저녁 식사에 특히 많아 새벽에 뒤늦게 혈당을 상승시킨 결과일 수도 있다. 요즘 '저탄고지', '황제다이어트' 등이 유행하면서 저녁을 특히 탄수화물을 줄여서 먹는 경우를 흔히 볼 수 있는데, 그러한 경우 우선 단백질, 지방 함량이 과도한 것은 아닌지 확인해 조정해 본다.

04 자기 전보다 오히려 아침에 더 혈당이 높다면?

또한 평소 그러한 식단으로 식사하지는 않더라도 삼겹살, 갈비와 같이 기름진 식사를 한 후 다음 날 아침의 혈당이 취침 전보다 오른 경우라면, 우선 인슐린 용량을 증량하지 말고 며칠 더 혈당의 추이를 관찰하여, 3일 이상 일관되게 아침 공복 혈당이 목표보다 높았던 경우 기저 인슐린의 작용이 부족해서라고 생각해서 기저 인슐린 용량을 10% 정도 증량해 볼 수 있다. 또 다른 경우로, 기저 인슐린은 충분하게 투여하고 있는 것 같은데 아침에 일어났을 때 혈당이 지속적으로 높을 때는 소모지 현상도 염두에 두어야 한다.

소모지 현상은 새벽 3~4시에 저혈당이 발생했다가 우리 몸의 저혈당에 대한 반작용으로 아침 공복 혈당이 오히려 상승하는 것을 이야기한다. 이러한 소모지 현상으로 아침에 자고 일어난 후 공복 혈당 상승이 발생한 경우는 아침 혈당은 높지만 오히려 인슐린을 줄여 주어야 한다. 그러나 아침 혈당만 측정해서는 이른 아침부터 호르몬 분비의 변화 때문에 식사 없이도 혈당이 상승하는 새벽 현상과 구분이 어렵기 때문에, 새벽 3~4시에 자다가 깨서 혈당을 측정해 보는 것이 필요하나, 실생활에 적용하기가 쉽지 않다. 이러한 경우 연속혈당측정을 이용해 새벽 혈당의 추이를 보게 되면 큰 도움을 얻을 수 있다.

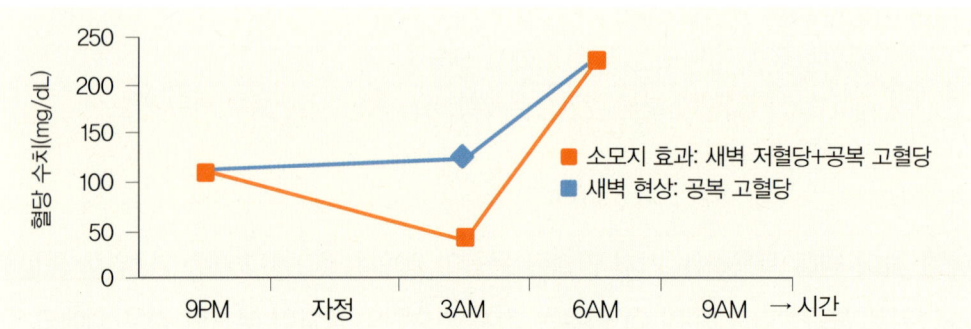

- 저혈당의 기준은 일반적으로 70 mg/dL이며, 위의 '소모지 효과'에 해당하는 경우는 지속성 인슐린을 증량하지 않고 오히려 감량해야 합니다.
- 일반적으로 새벽 3시는 하루 중 가장 혈당이 낮아지는 시간대로, 저혈당이 없이 이 시간대의 혈당이 이른 아침보다 낮다고 해서 '소모지 효과'는 아닙니다.

기저 인슐린 초과(over-basalization) 현상 05

지금까지 설명한 방법에 따라 기저 인슐린의 용량을 잘 조절하고 있는데, 병원에 가면 당화혈색소가 높다고 하고, 며칠 동안 아침 혈당이 높아서 증량을 하다 보면 어느 날은 갑자기 새벽 혈당이 뚝 떨어져서 저혈당이 오는 경우가 있다. 이런 경험이 있는 분들이 꼭 알아야 할 개념이 '기저 인슐린 초과(over-basalization)' 현상이다.

기저 인슐린은 일정하게 지속적으로 작용하기 때문에 식후 급격하게 상승하는 혈당을 조절하지는 못한다. 췌장의 잔여 인슐린 분비능이 꽤 남아있으면 스스로 분비되는 인슐린이 완충 작용을 해서 먹는 약이나 GLP-1수용체 작용제같은 비 인슐린 치료로도 식후 혈당 조절이 잘 되겠지만, 만약 1형당뇨병 또는 유병기간이 긴 2형당뇨병에서 잔여 인슐린 분비능이 거의 없다면(아래 그림, X 표시) 식후 혈당이 조절되지 않아서 식후 혈당이 높은 상태로 다음 식사를 하게 되고, 그럼 혈당이 더욱 높아져서 저녁 식후 및 자기 전 혈당이 굉장히 높아지는 상황이 발생한다.

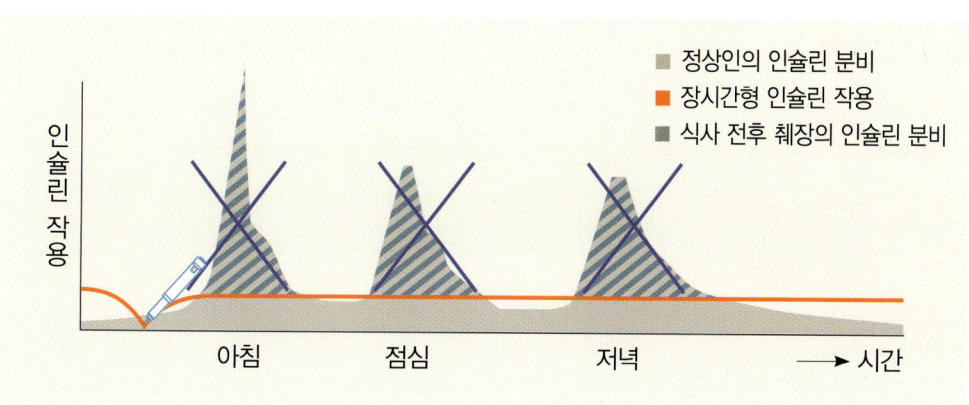

05 기저 인슐린 초과(over-basalization) 현상

그러면 아침에 일어났을 때까지도 혈당이 높아지는 상황이 생기고 이를 보고 기저 인슐린 용량을 증량하는 경우가 많다. 이와 같이 이전 낮 동안의 혈당 및 식사량 등을 고려하지 않고 공복 혈당이 높은 것만 보고 기저 인슐린 용량만 계속 증량하다 보면 식후 혈당보다는 야간의 혈당이 더욱 많이 감소하게 되어, 아침의 혈당이 취침 전보다 큰 폭으로 감소하는 '기저 인슐린 초과(over-basalization)' 현상이 생기게 된다. 이렇게 인슐린이 과도하게 증량된 상태에서 음식을 적게 먹은 날은 다음날 새벽에 혈당이 뚝 떨어져서 저혈당이 오는 상황이 흔히 발생하게 된다.

기저 인슐린 초과(over-basalization)

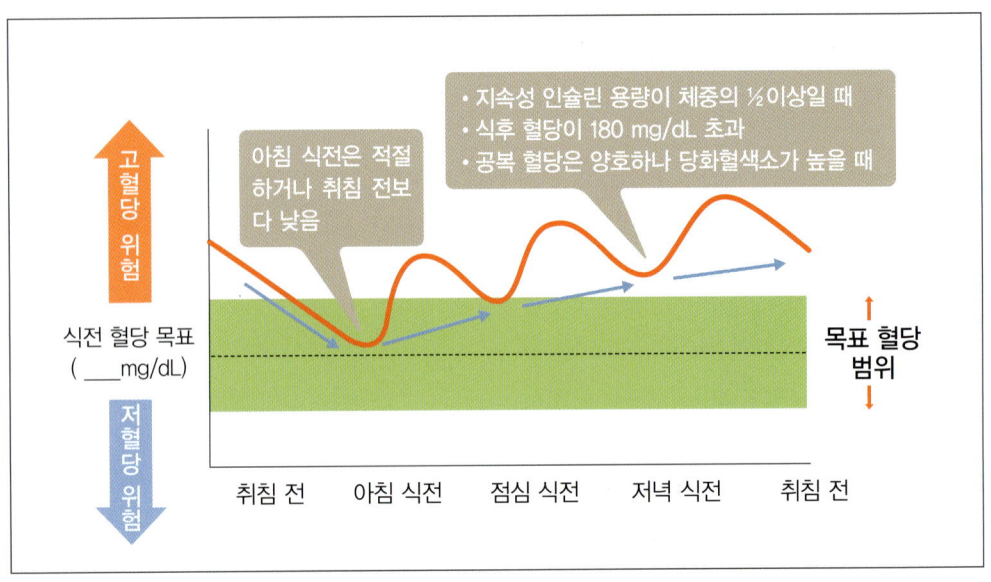

기저 인슐린 초과(over-basalization) 현상   05

'기저 인슐린 초과(over-basalization)' 현상이 있을 때에는 자기 전 혈당은 매우 높은데 자고 나면 혈당이 뚝 떨어져 있게 된다.

아침 혈당만 좋을 뿐, 낮 동안에 고혈당이 반복되어서 당화혈색소 검사를 해보면 높은 상태로 지속된다. 그래서 사람마다 다르지만 대개 자기 체중의 절반 정도, 즉 체중이 60 kg이라면 30단위 이상의 기저 인슐린을 쓰는 경우는 기저 인슐린만 증량해서는 더 이상 당화혈색소를 개선하기가 어렵게 되는 경우가 많다(대개 체중의 0.3~1.0배에 해당한다).

밤사이 혈당이 떨어지는 정도는 기저 인슐린 용량에 따라 결정되기 때문에, 가끔 식사량이 평소보다 적거나, 활동량이 많아져서 자기 전 혈당이 평소보다 낮은 경우에는 새벽 저혈당이 발생할 수 있다. 따라서 아침 공복 혈당이 조절이 안 된다고 기저 인슐린만 계속 올리지 말고, 식후 조절이 안 되어서 공복 혈당까지 조절이 안 되는 것은 아닌지 확인이 필요하다.

인슐린은 하루 한번만 주사해도, 연속혈당측정으로 저녁의 식전부터 다음 날 아침까지의 혈당 패턴을 확인해 보는 것이 좋고, **취침 전 혈당과 아침 공복 혈당의 차이가 50 mg/dL를 넘는다면 기저 인슐린 초과 현상을 의심해 봐야 한다.**

즉, 저녁 6시 식사 이후 밤 11시 자기 전 혈당 160 mg/dL이면 다음날 오전 7시 혈당은 110~130 mg/dL 정도가 적절하다고 할 수 있다.

 # 기저 인슐린 초과(over-basalization) 현상

지속성(기저, 장시간형) 인슐린 용량 적합성 평가 = 야간 혈당의 추이 평가

야간 동안 혈당 변동 폭이 50 mg/dL 이내 ⋯▶ 이상적

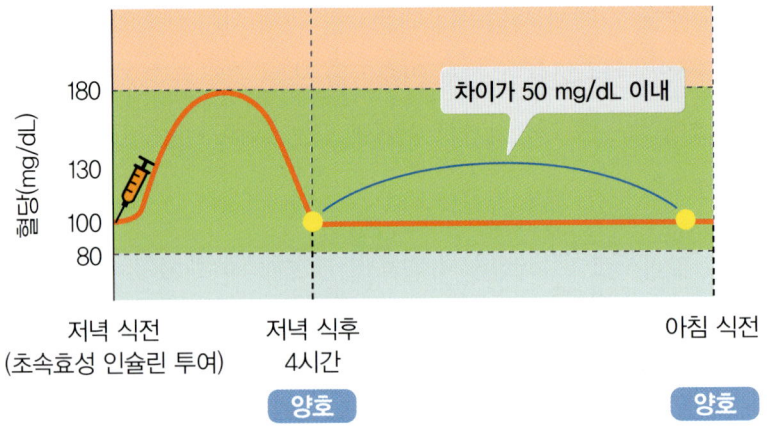

만약 야간 혈당의 변동폭이 50 mg/dL 이상인 경우는 당장 아침 식전 혈당이 양호하더라도 기저 인슐린 초과를 의심할 수 있으므로 저혈당을 주의해야 하고, 저녁 단백질 섭취량이 부족하다면 늘리고, 기저 인슐린 용량은 10~20% 감량하는 것이 맞는 상황일 수 있다.

야간 동안 혈당이 50 mg/dL 이상 급격한 감소 ⋯▶ '기저 인슐린 초과' 고려

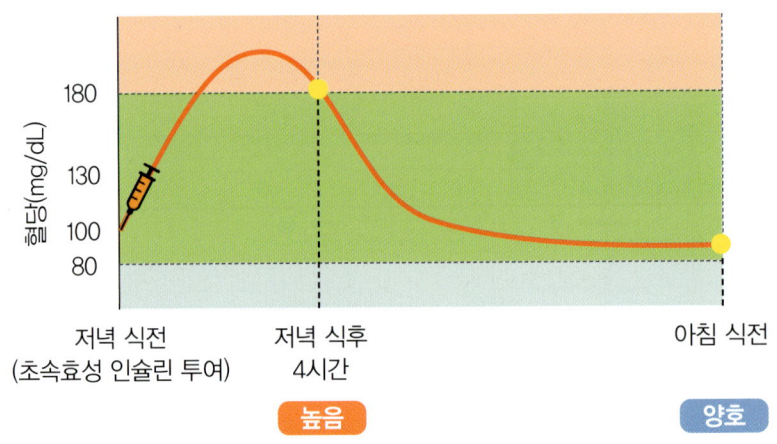

기저 인슐린 초과(over-basalization) 현상 — 05

그런데 안 그래도 당화혈색소가 높은데 기저 인슐린만 줄이면 혈당이 더 높아지지 않겠냐는 의문을 가질 수 있다. 이러한 경우에는 인슐린 이외에 투여하는 약제 중 식후 혈당을 낮추는 효과가 있는 약제의 용량을 최대로 늘리고, 최근에는 흔히 GLP-1 수용체 작용제라는 주사를 추가하게 된다.

식후 혈당을 올리는 탄수화물 섭취가 과도했다면 줄이고, 또 식사 후 활동량을 늘려서 식후 혈당 상승을 최소화하도록 해야 한다. 하지만 상당히 많은 경우에 이렇게 해도 식후 혈당 조절이 잘 되지 않는데, 대개 식사 전후에 인슐린 분비가 많이 감소한 경우이다. 이런 경우는 식전 초속효성 인슐린을 추가하면 혈당 조절이 몰라보게 달라지게 된다. 예전에는 주사를 여러 번 맞는 것 때문에 망설이는 경우가 많았는데, 요즘은 기저 인슐린에 초속효성 인슐린을 혼합해서 한번만 맞을 수 있도록 나오는 혼합형 인슐린도 있어서, 그런 제품부터 시작해 보는 것도 좋은 방법이다.
다음 장에서는 혼합형 인슐린에 대해 알아보도록 한다.

'기저 인슐린 초과'를 의심할 수 있는 경우
- 지속성 인슐린 용량이 체중의 1/2 이상일 때
- 식후 혈당이 180 mg/dL 초과
- 공복 혈당은 양호하나 당화혈색소가 높을 때
- 아침의 공복 혈당이 취침 전보다 50 mg/dL 이상 떨어질 때

06 기저 인슐린 투여 시 연속혈당측정 AGP 보고서 활용방법

• 목표내 범위 비율과 저혈당 비율에 따른 약제 조절 방법

목표 범위 내 비율[TIR]	낮음 (< 70 mg/dL)의 비율	인슐린 용량 조정
> 70% 😊	≤ 2% 😊	• 현재 치료 전략을 유지합니다.
> 70% 😊	> 2% ☹	• 설폰요소제*를 사용 중이었다면, 설폰요소제를 중지하면서 지속성 인슐린 용량을 '낮음(< 70 mg/dL)'의 비율이 8~12%인 경우 10% 감량, > 12%인 경우 15% 감량합니다. • 설폰요소제*를 사용하지 않는 상태였다면, 지속성 인슐린 용량을 '낮음(< 70 mg/dL)'의 비율이 2~7%인 경우 10% 감량, 8~12%인 경우 15% 감량, > 12%인 경우 20% 감량합니다.
≤ 70% ☹	≤ 2% 😊	• GLP-1수용체 작용제 약제를 추가하거나 증량합니다. 또는 혼합형 인슐린으로 전환, 혹은 식전 인슐린 추가를 고려 합니다. • 지속성 인슐린 용량을 '목표 범위 내 비율이 51~70%인 경우 10% 증량, 목표 범위 내 비율이 30~50%인 경우 15% 증량, 목표 범위 내 비율이 < 30%인 경우 20% 증량합니다(단, 야간 저혈당 발생이 있다면 이보다 더 적은 비율만큼만 증량합니다).
≤ 70% ☹	> 2% ☹	• 설폰요소제*를 사용 중이었다면, 설폰요소제를 중지하면서 지속성 인슐린 용량을 '낮음(< 70 mg/dL)'의 비율이 8~12%인 경우 10% 감량, > 12%인 경우 15% 감량합니다. • 설폰요소제*를 사용하지 않는 상태였다면, 지속성 인슐린 용량을 '낮음(< 70 mg/dL)'의 비율이 2~7%인 경우 10% 감량, 8~12%인 경우 15% 감량, > 12%인 경우 20% 감량합니다. • 의료진과 상의해 GLP-1수용체 작용제 약제를 추가하거나 증량합니다. 또는 혼합형 인슐린으로 전환, 혹은 식전 인슐린 추가를 고려합니다.

*아마릴(glimepiride), 디아미크롱(gliclazide), 다이그린(glipizide), 글루코반스(glibenclamide 복합제) 등

 일반적인 경우를 가정한 참고 수치로써, 의료진과 상의가 필요합니다.
소아에는 적용되지 않습니다.

기저 인슐린 투여 시 연속혈당측정 AGP 보고서 활용방법 06

- 연속혈당측정 AGP 보고서 그림을 활용한 조절 방법

> 선 사이의 간격이 넓은 시간대는 혈당 변동성이 큰 시간대이므로,
> ❶ 식사 요법 및 운동, 먹는 약 등 **비 인슐린 치료를 조정**하도록 합니다.
> ❷ **혼합형 인슐린**으로 전환을 고려합니다.
> ❸ 혹은 **초속효성 인슐린**을 추가하고 식사량에 따라 정교하게 용량을 조정합니다.

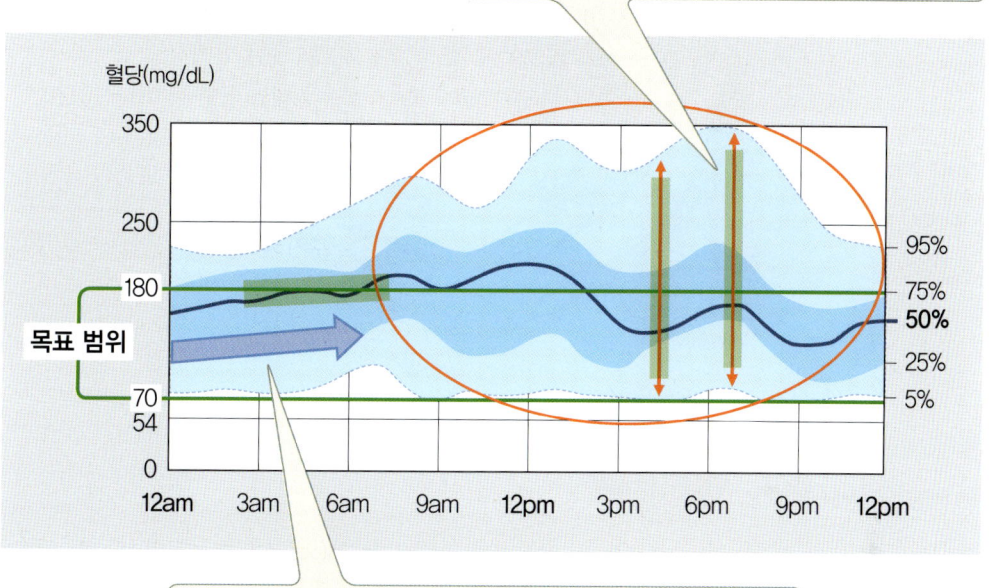

> - 야간 혈당의 50% 선이 움직이는 방향을 참고하여 기저 인슐린의 용량을 조정합니다.

 아플 때, 생리주기, 소아청소년의 경우 사춘기 시기에 따라서도 기저 인슐린 용량이 바뀔 수 있습니다('연속혈당측정을 이용한 혈당 조절 길잡이' 책자 및 유튜브 참조).

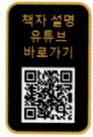 병원 교육과 병행하여 왼쪽 QR코드의 재생목록을 반복해 시청하고 '연속혈당측정을 이용한 혈당 조절 길잡이' 책자도 함께 읽어 보시기를 권유합니다.

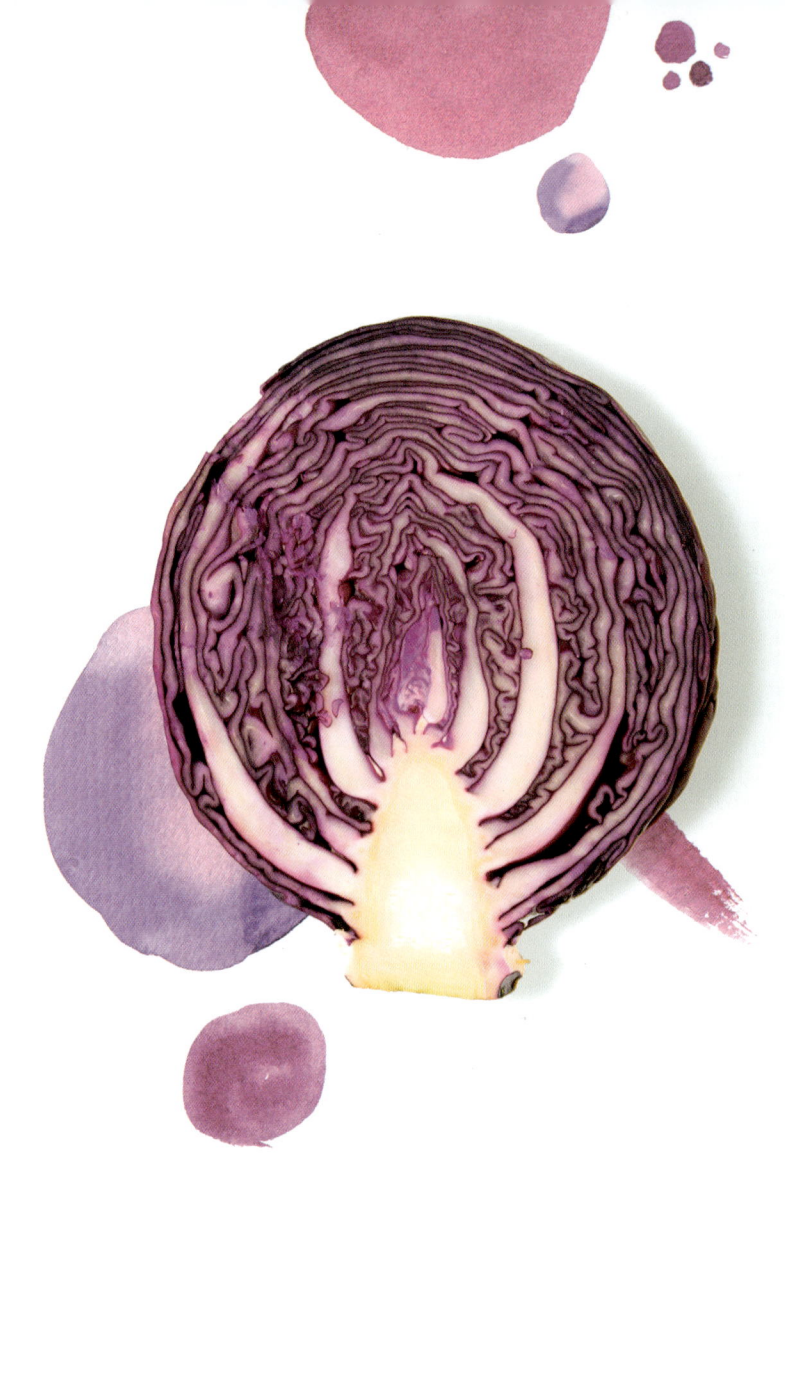

Chapter 3

혼합형 인슐린 주사 요법
(2형당뇨병)

 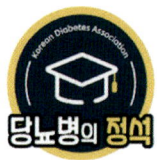

대한당뇨병학회
당뇨병의 정석 채널
재생목록 검색

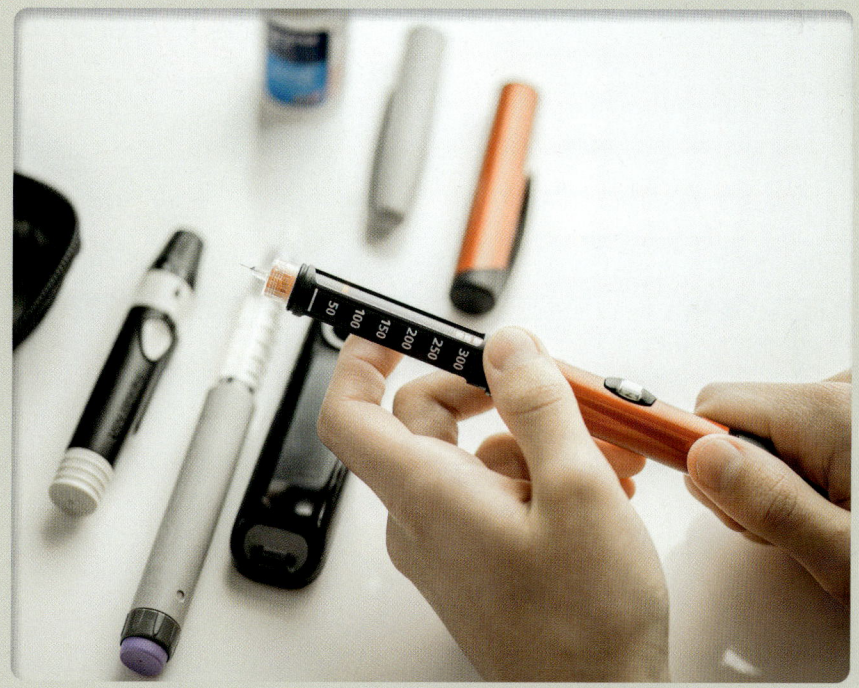

함께 볼만한 영상들 |  연속혈당측정 패턴에 따른 인슐린 용량 조정

01 장시간형 기저 인슐린이 포함된 혼합형 인슐린
(제품명: 리조덱)

1 혼합형 인슐린이란?

혼합형 인슐린(Mixed Insulin)은 기저 인슐린과 초속효성 인슐린이 일정 비율로 섞여 있어 한번만 주사해도 두 가지 인슐린이 동시에 작용하는 인슐린이다. 포함된 기저 인슐린 종류에 따라 장시간형 기저 인슐린 트레시바(데글루덱) 70%와 초속효성 인슐린인 노보래피드(아스파트) 30%가 섞여있는 리조덱과 중간형 인슐린이 50~70% 포함되어 있는 휴마로그믹스, 노보믹스가 있다. 예를 들어, 리조덱 20단위를 주사하였을 때, 트레시바 14단위와 노보래피드 6단위가 동시에 투여된다.

● 리조덱

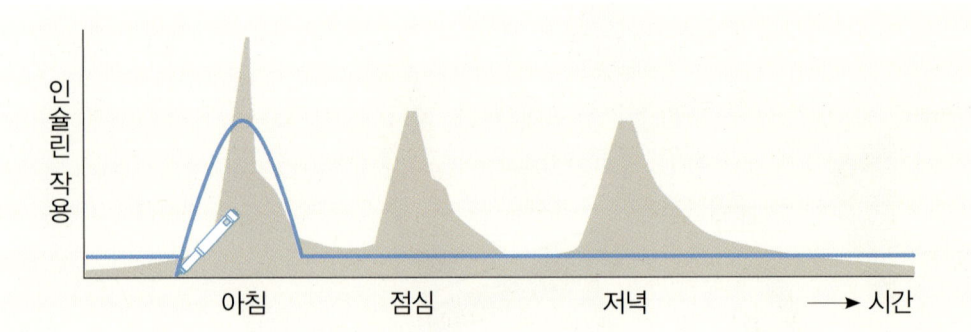

● 휴마로그믹스, 노보믹스

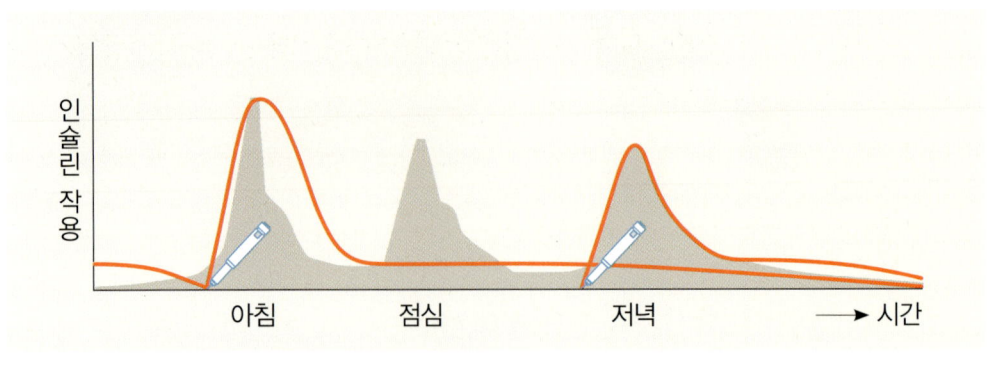

장시간형 기저 인슐린이 포함된 혼합형 인슐린
(제품명: 리조덱) 01

2 리조덱 주사 시간

| 0 | 2 | 4 | 6 | 8 | 10 | 12 | 14 | 16 | 18 | 20 | 22 | 24 |

시간 -->

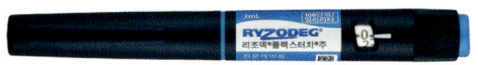

혼합형 인슐린의 장점은 기저 인슐린을 사용할 때의 습관 그대로 하루 한번만 주사하면서도 초속효성 인슐린을 추가로 사용할 수 있게 해주므로 편리하다는 장점이 있다. 장시간형(기저, 지속성) 인슐린이 70% 포함되어 있으므로 아침 공복 혈당을, 초속효성(식전) 인슐린이 30% 포함되어 있어 주사 후 4시간까지의 식후 혈당을 조절할 수 있다. 하지만 식사와 무관하게 아무 때나 주사하던 기저 인슐린과 달리 혼합형 인슐린은 초속효성 인슐린이 있기 때문에 식사하기 15분 전이 가장 좋은 주사 시간이고 (특히 고탄수화물 식사 시), 늦어도 식사 직전까지 주사해야 한다.

이렇게 식사 15분 전에 맞는 이유는 초속효성 인슐린은 투여 후 15분 정도 후부터 작용이 시작되어서 1시간 정도에 최대 효과가 나타나기 때문에 식사 시작 15분 전에 맞아야 식사 속의 탄수화물이 흡수되는 시간과 비슷해 지기 때문이다(다회 인슐린 주사 요법 '초속효성 인슐린' 편 참조).

01 장시간형 기저 인슐린이 포함된 혼합형 인슐린
(제품명: 리조덱)

혼합형 인슐린을 식사 후에 맞게 되면 이미 탄수화물은 흡수되어 혈당을 높이기 시작하고 난 이후이기 때문에 식후 한 시간째의 혈당이 많이 올라가게 되고, 초속효성 인슐린의 효과가 뒤늦게 너무 많이 나타나서 다음 식사 전에 저혈당에 빠질 위험도 높아진다. 특히 저녁 식사 후 자기 전에 혼합형 인슐린을 맞는 경우 새벽에 저혈당이 나타날 위험이 높으므로 꼭 피해야 한다. 또한 **혼합형 인슐린 주사 후 식사를 하지 않거나 너무 적게 섭취할 경우, 주사 1~4시간 후에 심한 저혈당이 올 수 있으므로 주의해야 한다.**

※ 특수 상황에서의 주사 시간 조정 방법

'리조덱'의 경우, 매일 같은 시간에 주사하지 않아도 되는 이점을 활용한다(6시간 이내의 변경을 허용한다).

- 금식 검사 시
  → 원래 투여하던 시간에 주사하지 않고, 병원에 휴대하고 가서, 금식이 필요한 검사를 마치고 나서 식사를 하게 될 때 식사 전에 주사한다.
- 식전 주사를 놓쳤거나, 평소보다 식사량이 적을 것으로 예상되는 경우
  → 다음 끼니의 식사 전으로 연기하여 주사한다.
- 식사 전 저혈당(70 mg/dL 이하)인 경우
  → 식사 전 저혈당 응급 식품을 먼저 섭취하고 전날보다 (   )단위 감량해 주사하거나 다음 끼니의 식사 전으로 연기한다(6시간 이내 권장).

장시간형 기저 인슐린이 포함된 혼합형 인슐린
(제품명: 리조덱)

3 리조덱 주사 횟수 및 시간에 따른 효과

리조덱 주사 횟수는 개개인의 식사 패턴에 따라 하루 1회(아침, 점심, 저녁 식사 중 언제나) 혹은 2회(아침/점심, 아침/저녁, 점심/저녁 식사 전 모두 가능) 투여할 수 있고, 초속효성 인슐린과 병용해 다양한 조합으로 사용해 볼 수 있다.

하루 1회 인슐린 주사의 경우

- **아침 식사 전** 1회 리조덱 사용

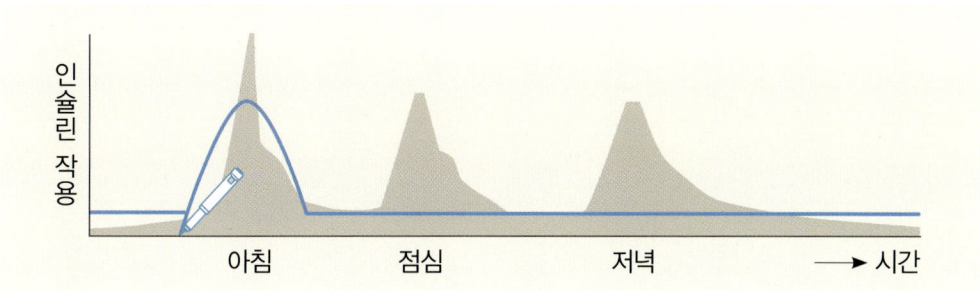

: 아침 식사량이 다른 식사와 비슷하거나 많은 경우, 아침 식사량이 많지는 않으나 다른 식사 때에는 식전 주사가 불가능한 경우 아침 식전 주사가 적합하다.

- **저녁 식사 전** 1회 리조덱 사용

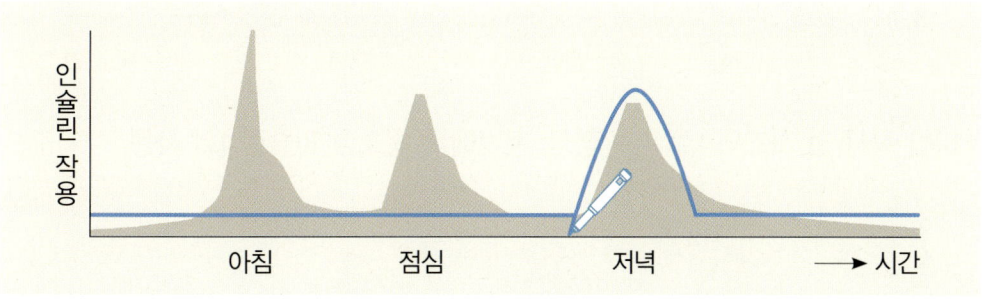

: 저녁 식사량이 가장 많은 경우 저녁 식전(식후×) 주사가 가능하다면 저녁 식전 주사가 적합하다. 저녁 식전 주사가 불가능한 경우 다른 끼니 식전에 주사한다(늦어도 저녁 식사 직후까지 주사하고, 취침 전 주사는 반드시 피한다).

01 장시간형 기저 인슐린이 포함된 혼합형 인슐린
(제품명: 리조덱)

하루 2~3회 인슐린 주사의 경우

- **아침 식사 전, 저녁 식사 전** 1회씩 하루에 2회 리조덱 사용

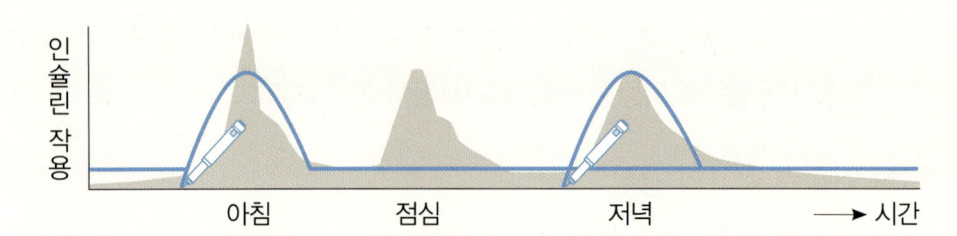

- **아침 식사 전** 리조덱 1회   • 저녁 식사 전 **초속효성 인슐린** 1회 사용

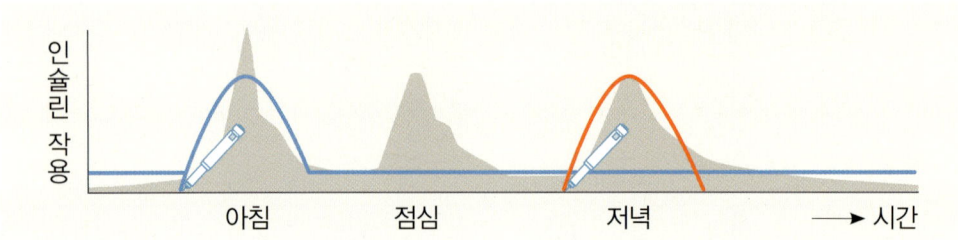

- 리조덱 2회(아침 식사 전, 저녁 식사 전)   • 점심에 **초속효형 인슐린** 1회 사용

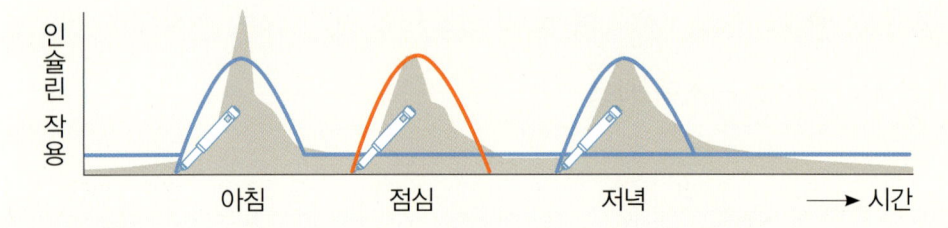

- **아침 식사 전** 리조덱 1회   • 점심, 저녁에 **초속효성 인슐린** 1회 사용

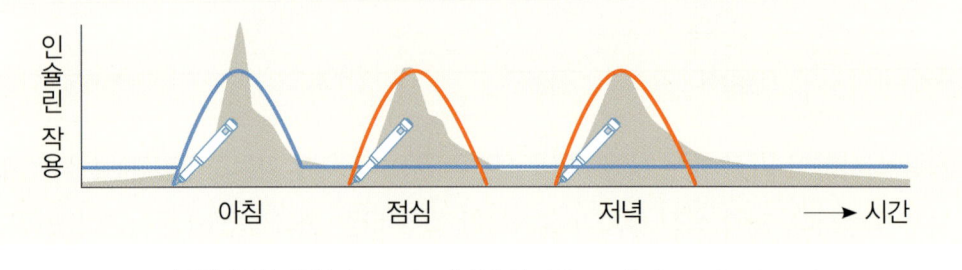

■ 정상인의 인슐린 분비   ■ 리조덱 인슐린 작용   ■ 휴마로그믹스, 노보믹스

장시간형 기저 인슐린이 포함된 혼합형 인슐린
(제품명: 리조덱)

4 리조덱 하루 1회 사용시 주사 용량의 조정

지속성 인슐린과 초속효성 인슐린 효과를 모두 고려해 조절한다. 리조덱에는 장시간형 인슐린인 트레시바와 동일한 성분이 70%가 포함되어 있기 때문에 하루 한번의 지속성 인슐린을 사용할 때와 똑같은 방법으로 아침의 공복 혈당을 기준으로 2~3일 간격으로 2단위(혹은 10%)씩 조절한다.

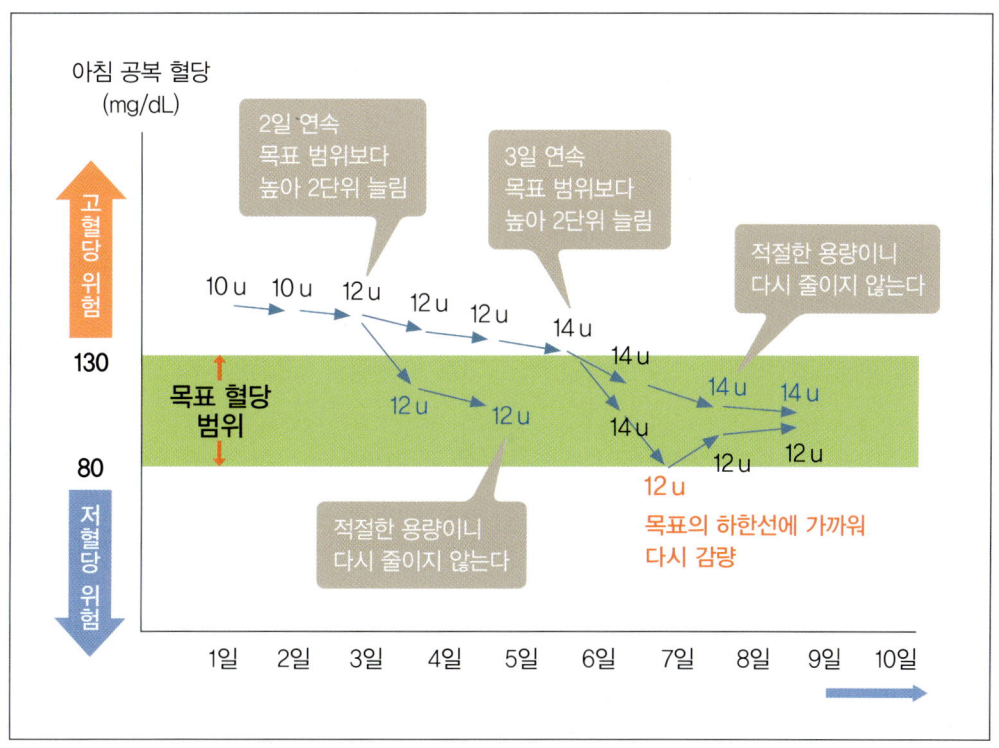

01 장시간형 기저 인슐린이 포함된 혼합형 인슐린
(제품명: 리조덱)

리조덱의 시작 용량 정하기

- 경구약을 쓰다가 인슐린을 처음 시작하는 환자가 리조덱으로 처음 인슐린 치료를 시작한다면 기저 인슐린의 시작 용량과 동일하게, 10단위 혹은 체중 1 kg 당 0.1~0.2단위로 시작한다.

- 이미 장시간형 인슐린(트레시바, 투제오, 란투스, 레버미어 등)을 사용하고 있던 경우, 앞 장에 설명한 '기저 인슐린 초과' 현상으로 인해 혼합형 인슐린으로 변경하는 경우는 원래 사용하던 용량을 그대로 혹은 거의 증량하지 않고 시작한다.

  예: 트레시바 또는 투제오 10단위를 사용하고 있는데 '기저 인슐린 초과' 현상 때문에 식후, 취침 전 혈당은 높고 야간이나 아침에는 종종 저혈당이 발생했다면, 리조덱으로 변경할 때 그대로 10단위로 시작해 본다.

- 만일 현재 사용하는 장시간형 인슐린의 용량이 적절하여 '기저 인슐린 초과' 현상은 관찰되지 않고 있었다면, 리조덱 전체 용량의 70%가 장시간형 기저 인슐린의 용량에 해당함을 이용해 시작 용량을 정할 수 있다.

  예: 현재 트레시바 또는 투제오 10단위를 사용하고 있는데 '기저 인슐린 초과' 현상 없이 공복 혈당도 잘 조절되고 있다면, 리조덱을 14단위로 시작할 때 14단위의 70%인 10단위 정도의 트레시바가 투여되는 셈이므로, 리조덱을 14단위로 시작하면 된다.

장시간형 기저 인슐린이 포함된 혼합형 인슐린 (제품명: 리조덱)

리조덱에 30% 포함된 초속효성 인슐린 효과가 적절한지는 식후 4~5시간의 혈당 변화를 보고 판단한다. 혼합형 인슐린에 포함된 초속효성 인슐린의 용량이 식사량에 적절 하다면 식후 4시간 후에는 식전 혈당과 비슷하게 감소한다. 하지만, 식사량에 비해 부족하다면 식후 고혈당이 발생하고, 초속효성 인슐린의 용량이 식사의 양에 비해 많다면 식후에 저혈당이 발생할 수 있어서 주의해야 한다.

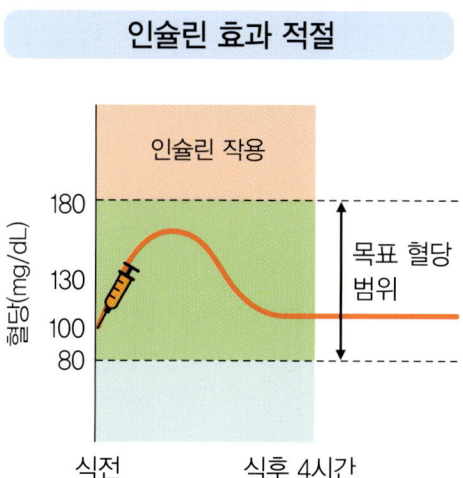

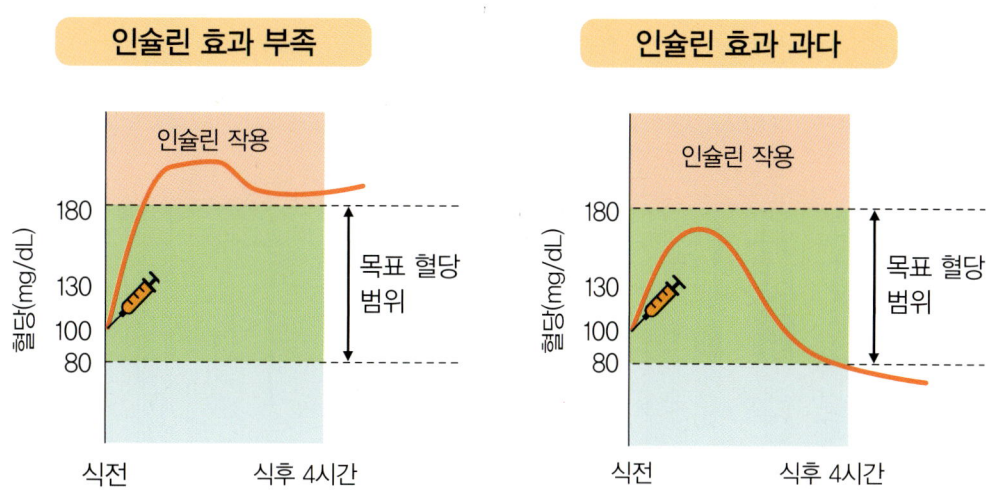

01 장시간형 기저 인슐린이 포함된 혼합형 인슐린
(제품명: 리조덱)

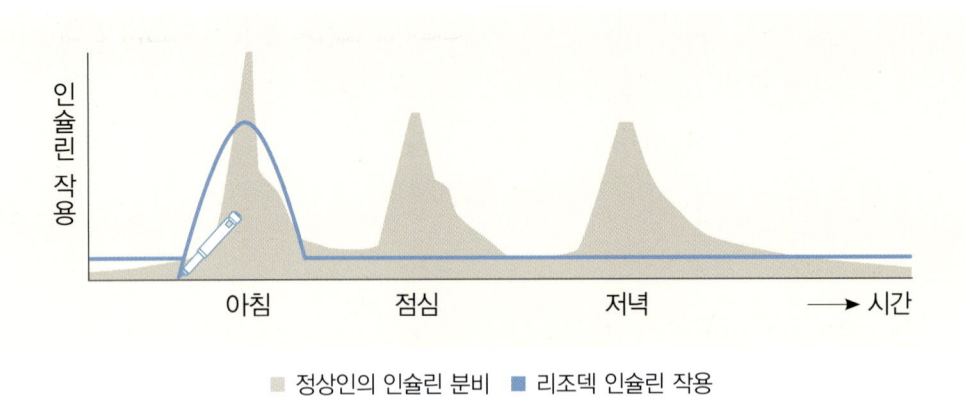

❶ 아침 공복 혈당 양호하나 점심 식전 혈당이 아침 식전 혈당보다 낮은 이유

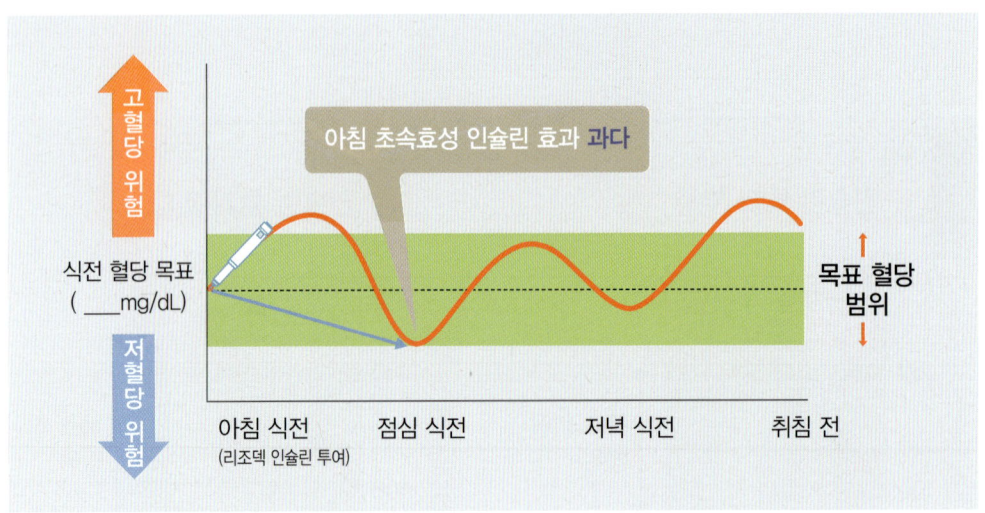

장시간형 기저 인슐린이 포함된 혼합형 인슐린 (제품명: 리조덱) 01

● **해석**

아침 공복 혈당은 양호하나, 아침 식전 리조덱 주사 이후 점심 식전 혈당이 오히려 아침 식전 혈당보다 낮은 경우로 아침 리조덱 주사의 초속효성 인슐린 효과가 과다할 때이다. 반면 저녁 식전 혈당은 양호하나, 취침 전 혈당은 목표 혈당보다 높다.

● **조절 방법**

- 아침 식사량을 적절하게 조정하고, 저녁에는 초속효성 인슐린 효과가 없으므로 저녁 식사량은 줄여 저녁 식후 혈당이 감소하도록 한다.
- 리조덱 주사 시간을 저녁 혹은 점심 식전으로 변경해 가장 식사량이 많은 끼니 때의 식전 15분으로 주사 시간을 옮기는 것이 좋다.

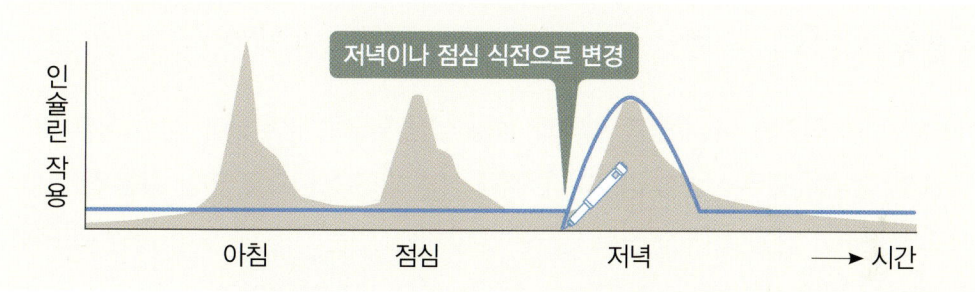

- 하루 1회가 아니라 아침/점심 혹은 아침/저녁으로 2회로 나누어 주사할 수도 있다.

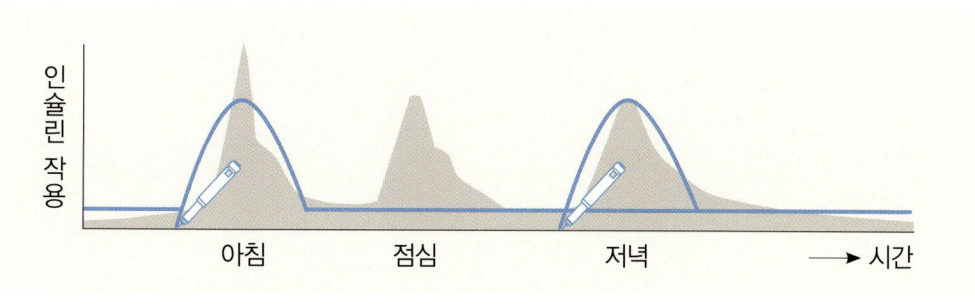

01 장시간형 기저 인슐린이 포함된 혼합형 인슐린
(제품명: 리조덱)

❷ 아침 공복 혈당과 점심 식전 혈당 양호하나 점심·저녁 식후 혈당 상승한 경우

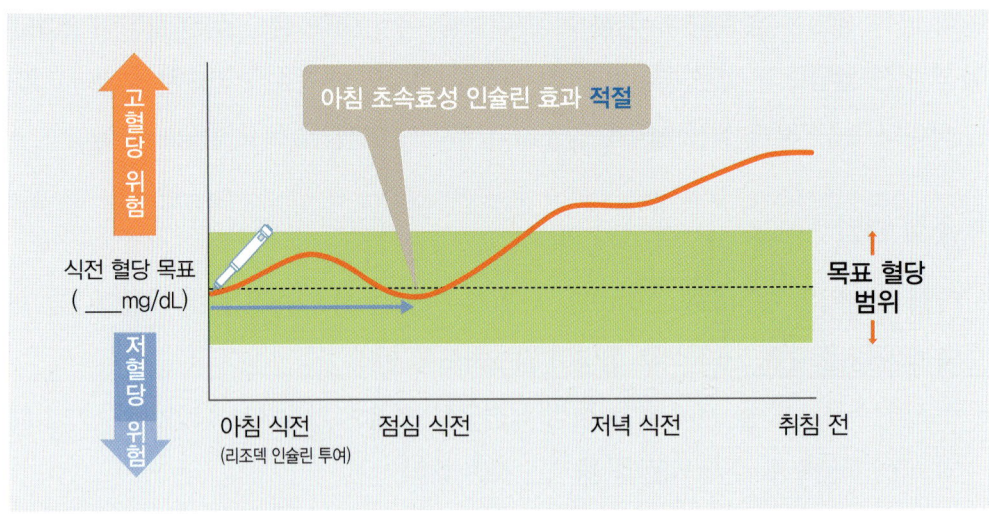

● 해석

리조덱 주사 전후인 아침 공복 혈당과 점심 식전 혈당은 양호하나, 점심 식후 및 저녁 식후 혈당이 모두 상승한 경우이다. 저녁 식후 혈당 상승으로 인한 취침 전 고혈당에도 불구하고 다음날 아침 공복 혈당은 양호하다. 이는 아침에 투여 중인 리조덱의 초속효성 인슐린 효과 및 기저 인슐린 효과는 모두 적절한 것이다.

장시간형 기저 인슐린이 포함된 혼합형 인슐린
(제품명: 리조덱)

01

● **조절 방법**

- 리조덱을 증량하면 야간 혹은 점심 식전 저혈당이 발생하므로 동일 용량을 유지한다.
- 점심, 저녁 식후 혈당 조절을 위해 점심, 저녁 식사량을 줄이고, 식후 운동을 추가/증량하거나, 인슐린 이외 병용하는 혈당강하제를 조정한다.
- 점심, 저녁 식전에 초속효성 인슐린을 추가하거나, 하루 한번 투여한 리조덱 용량을 하루 2회로 나누어 아침/저녁 또는 아침/점심으로 나누어 투여한다.

- **아침 식사 전** 리조덱 1회,
- 저녁 식사 전 **초속효성 인슐린** 1회 사용

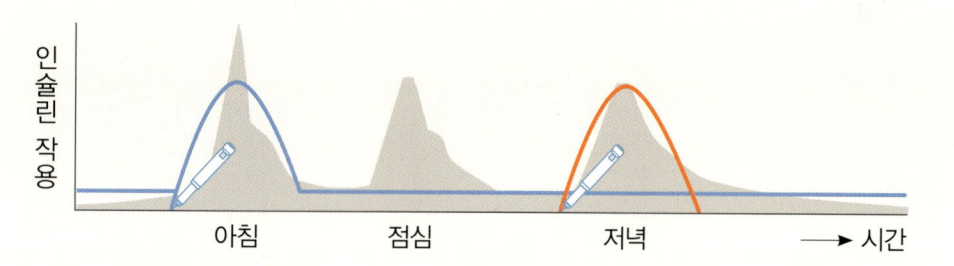

- **아침 식사 전** 리조덱 1회,
- 점심, 저녁에 **초속효성 인슐린** 1회 사용

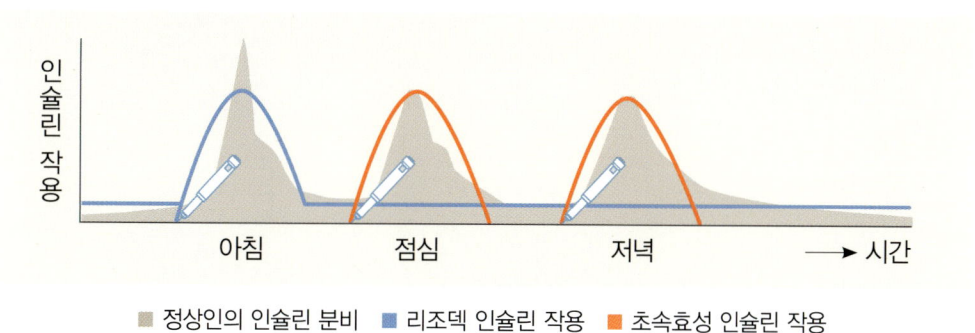

■ 정상인의 인슐린 분비   ■ 리조덱 인슐린 작용   ■ 초속효성 인슐린 작용

01 장시간형 기저 인슐린이 포함된 혼합형 인슐린
(제품명: 리조덱)

❸ 아침 공복 혈당은 양호하나 점심 식전 혈당이 아침 식전 혈당보다 높고, 점심·저녁 식후 혈당도 상승한 경우

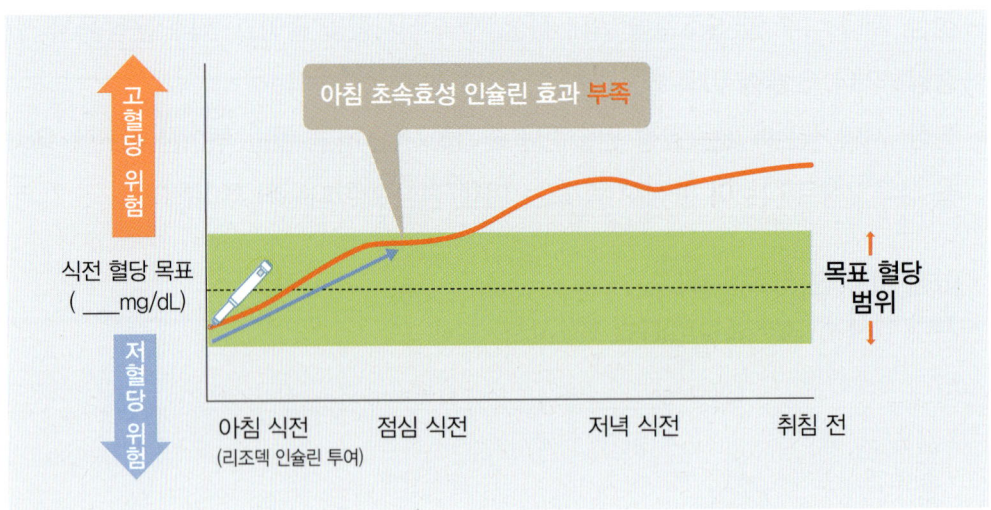

● 해석

아침 공복 혈당만 양호하고, 점심 식전 혈당이 오히려 아침 공복 혈당보다 높고, 저녁 식전 혈당이 점심 식전보다 높은 형태로, 매 식후 혈당이 조절되지 않는 경우이다. 취침 전 고혈당에도 불구하고 다음날 아침 공복 혈당은 양호하다. 이는 투여 중인 리조덱의 기저 인슐린 효과는 적절하나, 초속효성 인슐린 효과는 부족한 경우이다.

장시간형 기저 인슐린이 포함된 혼합형 인슐린 (제품명: 리조덱)

● **조절 방법**

- 리조덱을 증량하면 야간에 저혈당이 발생하므로 증량하지 않는다.
- 세 끼니의 식사량을 줄이고, 식후 운동을 추가/증량하거나, 인슐린 이외 병용하는 혈당강하제를 조정한다.
- 이렇게 해결할 수 없는 경우, 담당의사와 상의하여 리조덱 대신 기저 인슐린과 식사 전 초속효성 인슐린이 분리된 형태로 인슐린을 변경한다(다회 인슐린 주사 요법 편 참조).

• 아침 식사 전 기저 인슐린(장시간형 인슐린) 1회
• 아침, 점심, 저녁 식사 전에 초속효성 인슐린 1회 사용

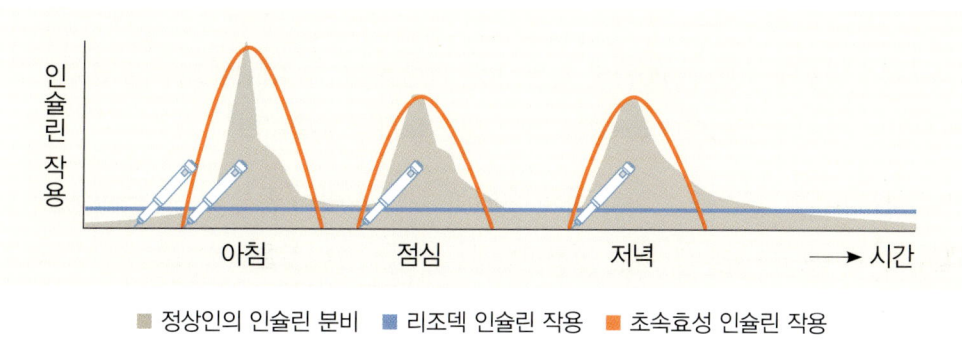

01 장시간형 기저 인슐린이 포함된 혼합형 인슐린
(제품명: 리조덱)

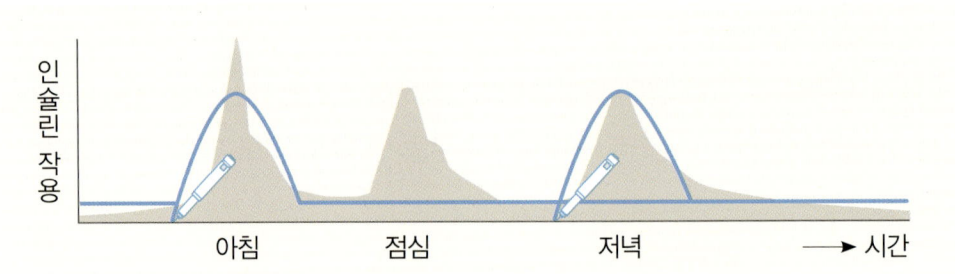

리조덱 하루 2회(아침, 저녁) 사용 시
초속효성 인슐린 효과를 고려한 사례별 조절 방법

지속성 인슐린의 경우 아침의 공복 혈당을 기준으로 2~3일 간격으로 하루 총 투여량을 조정한다.

아침/저녁 리조덱 40단위/20단위 혹은 30단위/30단위 투여하는 경우 모두 총 리조덱 용량은 60단위 동일하므로, 공복 혈당 감소 효과는 동일하다.

초속효성 인슐린 효과를 고려한 아침 용량과 저녁 용량의 비율은, 두 번의 식사 후 4~5시간의 혈당의 패턴을 보고 조정한다.

장시간형 기저 인슐린이 포함된 혼합형 인슐린
(제품명: 리조덱)

01

❶ 아침 공복 혈당은 적절하면서 점심 전(아침 식후 4~5시간) 혈당은 너무 낮고 취침 전(저녁 식후 4~5시간) 혈당은 너무 높은 경우

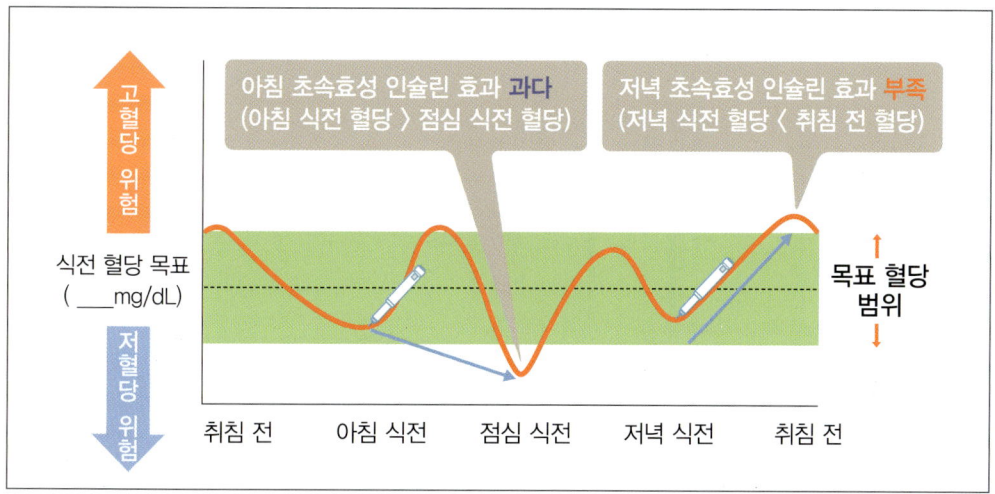

● **해석**

아침 식후 4~5시간의 혈당은 식전보다 오히려 떨어지고, 저녁에는 식후 4~5시간의 혈당이 목표보다 높다. 대부분 식사량은 아침이 저녁보다 적은데, 리조덱은 아침/저녁 용량을 비슷하게 맞는 경우에 해당한다. 반면 아침 공복 혈당은 목표 범위 안에 있으므로 리조덱 하루 총합은 적절하다.

● **조절 방법**

아침/저녁 용량을 합한 리조덱 하루 총용량은 유지하면서, 아침 용량은 줄이고, 저녁 용량은 그만큼 더 증량한다.

＊ 보통 전체 용량의 10%씩 증량/감량한다.

01 장시간형 기저 인슐린이 포함된 혼합형 인슐린
(제품명: 리조덱)

❷ 아침 공복 혈당은 적절하면서 점심 전(아침 식후 4~5시간) 혈당은 너무 높고 취침 전(저녁 식후 4~5시간) 혈당은 너무 낮은 경우

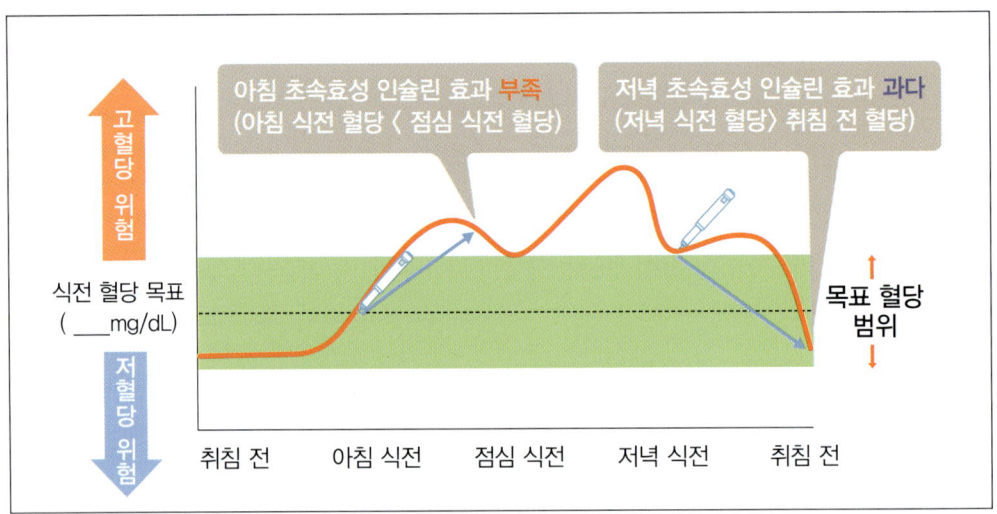

● 해석

아침 초속효성 인슐린 효과가 부족해 아침 식후 혈당 상승이 점심 식전 혈당 상승으로 이어지고, 점심에는 초속효성 인슐린 작용이 없어서 저녁 식전 혈당도 높은데, 저녁 초속효성 인슐린 용량은 과다해서 오히려 저녁 식전 혈당보다 취침전 혈당이 낮은 상태이다. 하지만 전체 기저 인슐린 용량은 적절하여 아침 공복 혈당은 목표 범위 내에 있다.

● 조절 방법

아침/저녁 용량을 합한 리조덱 하루 총용량은 유지하면서, 아침 용량은 늘리고, 저녁 용량은 그만큼 감량한다.

* 보통 전체 용량의 10%씩 증량/감량한다.

장시간형 기저 인슐린이 포함된 혼합형 인슐린
(제품명: 리조덱)

01

❸ 아침 공복 혈당, 점심 전(아침 식후 4~5시간) 혈당은 목표 범위, 저녁 전(점심 식후 4~5시간) 혈당은 높은 경우

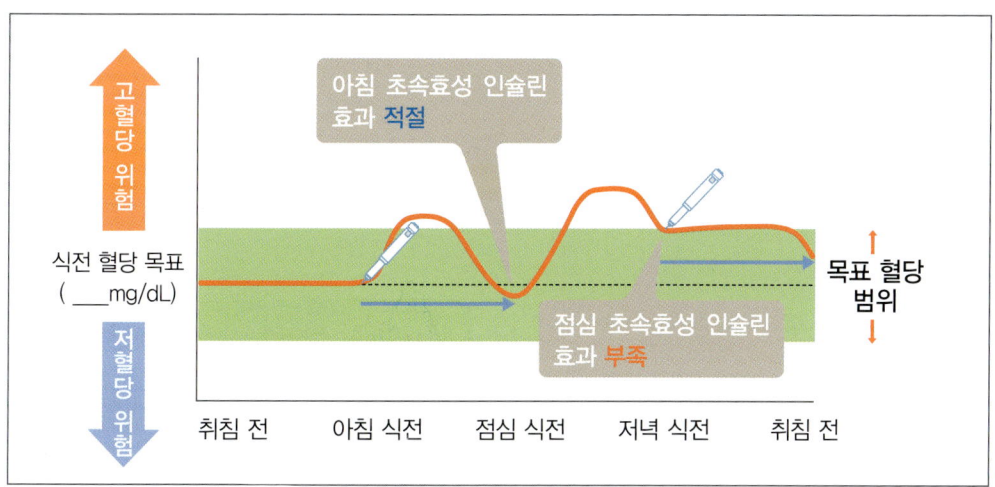

● **해석**

아침 식전 혼합형 인슐린 내의 초속효성 인슐린 효과가 적절해 아침 식후 및 점심 식전 혈당이 목표 범위 안에 있는데, 점심 식후 혈당이 조절되지 않아서 저녁 식전 혈당이 높은 경우이다. 저녁 식전 혼합형 인슐린 용량은 적절해서 저녁 식후 및 취침 전 혈당 및 아침 공복 혈당은 목표 범위 안으로 회복이 되었다. 리조덱을 아침/저녁 식전에만 투여하므로 점심 식후 혈당을 조절할 초속효성 인슐린 작용이 없어서 발생한다.

● **조절 방법**

리조덱의 아침/저녁 용량 및 하루 총용량 모두 문제가 없으므로 리조덱은 현재대로 유지하고 점심 식후 혈당 조절을 위해 점심 식사량을 조절하고, 식후 운동을 추가하는 등의 방법을 시도해 볼수 있겠고, 그래도 조절 되지 않는다면, 점심 식전에 지속성 인슐린이 혼합되지 않은 초속효성 인슐린을 따로 추가해 볼 수 있다. 혼합형 인슐린 용량의 30%가 초속효성 인슐린이므로 추가하는 용량은 아침/저녁의 혼합형 인슐린 용량의 30% 정도로 시작한다.

01 장시간형 기저 인슐린이 포함된 혼합형 인슐린 (제품명: 리조덱)

- 리조덱 2회(아침 식사 전, 저녁 식사 전)
- 점심에 초속효형 인슐린 1회 사용

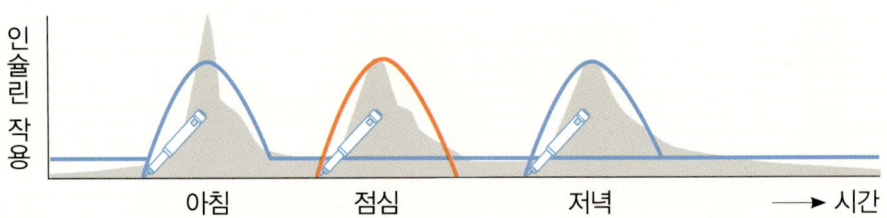

이러한 방법으로도 조절이 어려운 경우, 담당 의사와 상의하여 리조덱 대신 기저 인슐린과 식사 전 초속효성 인슐린이 분리된 형태로 인슐린을 변경한다(다회 인슐린 주사 요법 편 참조).

- 아침 식사 전 기저 인슐린(장시간형 인슐린) 1회
- 아침, 점심, 저녁 식사 전에 초속효성 인슐린 1회 사용

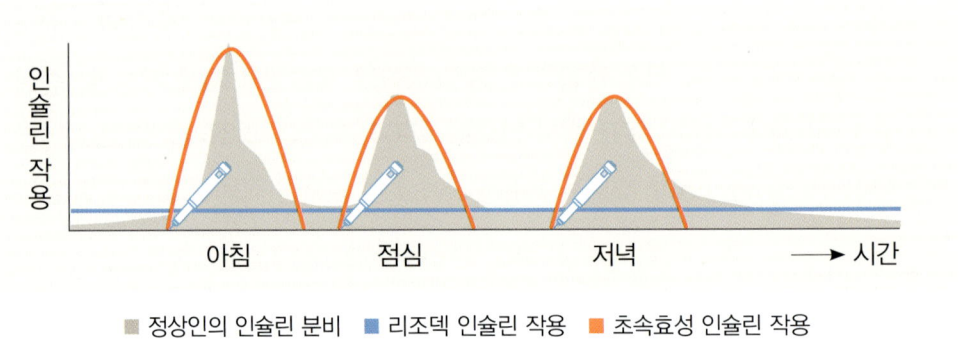

■ 정상인의 인슐린 분비　■ 리조덱 인슐린 작용　■ 초속효성 인슐린 작용

중간형 인슐린이 포함된 혼합형 인슐린
(제품명: 노보믹스, 휴마로그믹스)

02

1 중간형 기저 인슐린이 포함된 혼합형 인슐린 특징

기저 인슐린으로 중간형 인슐린이 혼합된 인슐린이다. 중간형 인슐린은 작용 시작 시간이 투여 후 1~4시간부터 시작해 최대 작용 시간은 투여 후 4~10시간이며 지속시간은 10~16시간 정도이다.

중간형 인슐린과 초속효성 인슐린의 혼합 비율은 7:3, 5:5, 7.5:2.5로 제품에 따라 다양하며 초속효성 인슐린의 비율에 따라 제품명도 노보믹스30, 노보믹스50, 휴마로그믹스25, 휴마로그믹스50으로 달라진다.

종류(상품명)	외 형
노보믹스30	
노보믹스50	
휴마로그믹스25	
휴마로그믹스50	
리조덱	

02. 중간형 인슐린이 포함된 혼합형 인슐린
(제품명: 노보믹스, 휴마로그믹스)

중간형 인슐린이 포함된 노보믹스나 휴마로그믹스를 아침에 주사하면 리조덱과 동일하게 아침 식후 4~5시간 혈당을 조절할 뿐 아니라, 중간형 인슐린 특징 때문에 점심 식후 혈당에도 영향을 끼치는데, 그래서 기본적으로 아침~저녁으로 하루 2회 주사가 꼭 필요하며 보통 아침과 저녁의 용량을 2:1로 시작한다.

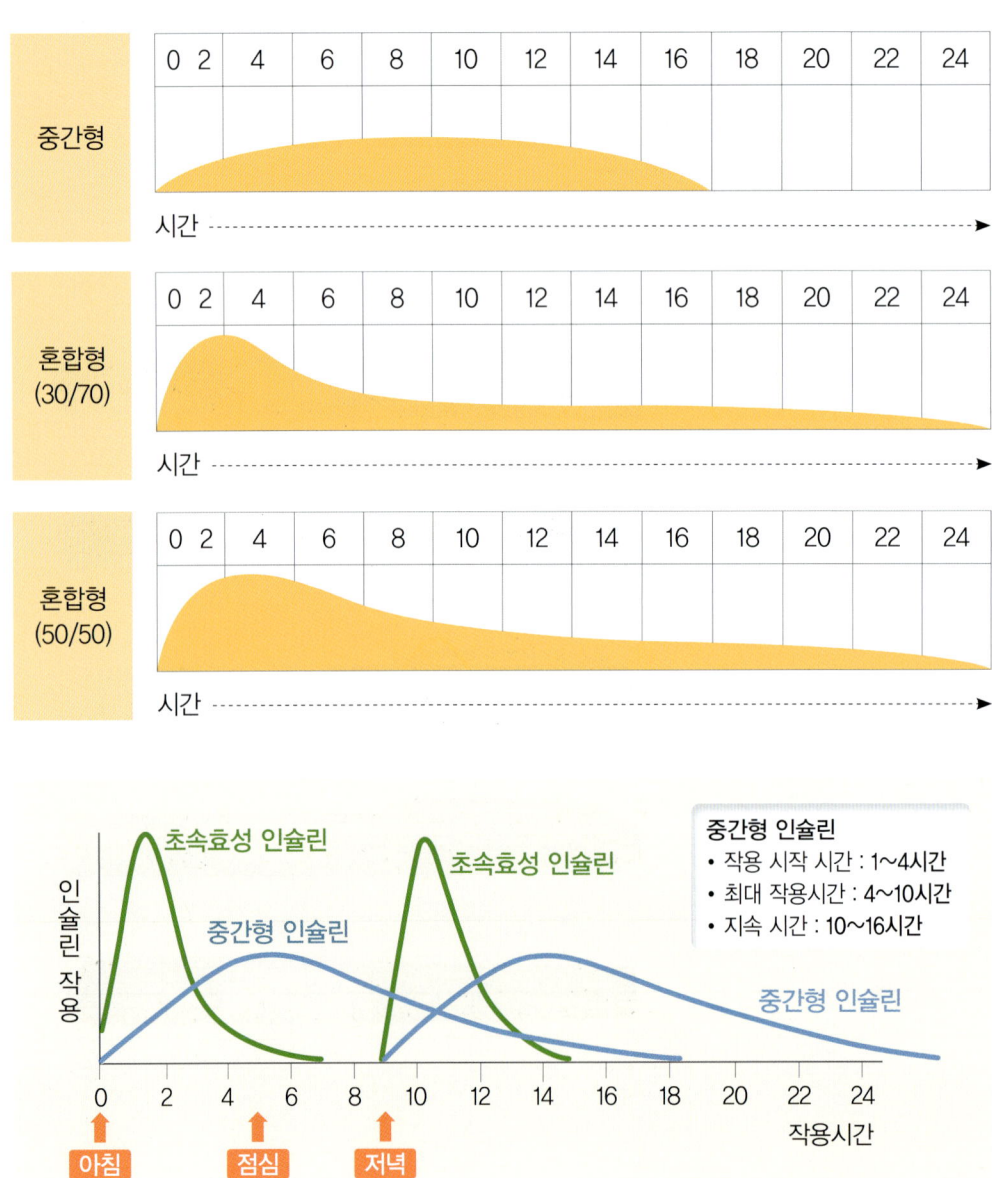

중간형 인슐린이 포함된 혼합형 인슐린
(제품명: 노보믹스, 휴마로그믹스) 02

2 휴마로그믹스, 노보믹스의 주사 용량의 조정

리조덱의 용량 조절 방법과의 차이점은 중간형 인슐린의 용량 조정은 아침 공복 혈당을 기준으로 할 수 없다는 점이다.

지속 시간을 생각할 때 아침에 맞은 인슐린의 용량이 적절했는지는 반나절 후인 저녁 식전의 혈당을 보면 알 수 있고, 저녁에 맞은 인슐린의 용량이 적절했는지는 반나절 후인 다음 날 아침의 혈당을 보면 알 수 있다. 따라서 리조덱과 용량 조절 방법이 다르다.

아침 식전의 혈당은 높지 않고, 저녁 식전의 혈당이 높으면 저녁 식전의 혈당을 낮춰야 하는데, 반나절 전에 맞은 아침 인슐린의 효과가 부족했다는 의미가 되므로, 저녁 인슐린이 아닌 아침 인슐린을 높여줘야 한다. 다시 말해 아침, 저녁 주사 전 혈당을 측정한 후 아침 주사 용량은 그날 저녁 식전 혈당을 보고 조절하고, 저녁 용량은 다음날 아침 공복 혈당을 보고 조절한다.

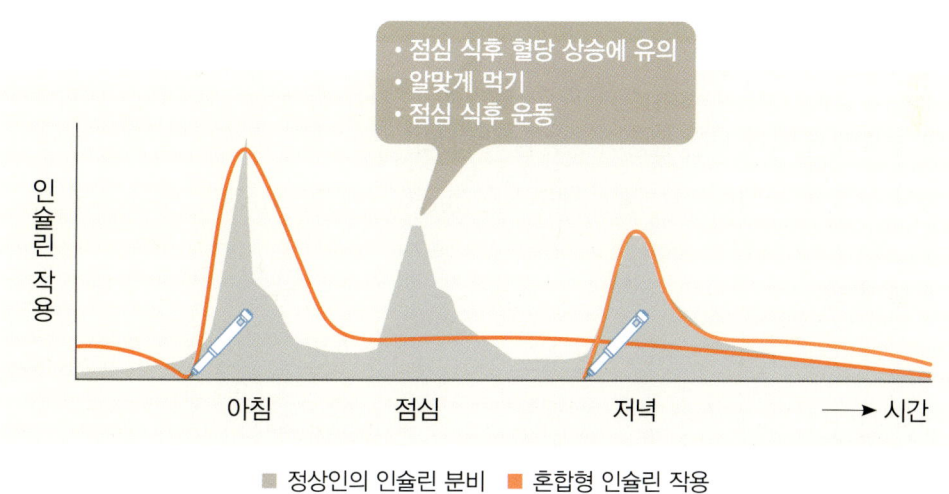

02 중간형 인슐린이 포함된 혼합형 인슐린
(제품명: 노보믹스, 휴마로그믹스)

노보믹스 혹은 휴마로그믹스 하루 2회(아침, 저녁) 사용 시 중간형 인슐린 효과를 고려한 사례별 조절 방법

	아침 식전	점심 식전	저녁 식전
4월 10일	170		260 ❶
노보믹스/휴마로그믹스	20단위		10단위
4월 11일	160 ❷		250
노보믹스/휴마로그믹스	22단위		12단위
4월 12일	150	점심 식후 걷기 30분	180
노보믹스/휴마로그믹스	24단위		12단위

❶ 저녁 식전 혈당이 260으로 높은 경우

● 해석

- 그날 투여한 아침 혼합형 인슐린(노보믹스나 휴마로그믹스)의 중간형 인슐린 용량이 부족해서 저녁 식전 혈당이 상승할 수 있다.
- 점심 식후 혈당 상승으로 인해 저녁 식전 혈당이 상승할 수 있다.

● 조절 방법

- 저녁 혼합형 인슐린 용량을 증량하는 것이 아니고, 다음날 아침 식전 용량을 증량해야 한다.
- 점심 식후 혈당 상승이 있다면 점심 식사량을 줄이거나 운동을 추가하거나 점심 식전에 초속효성 인슐린을 추가한다.

중간형 인슐린이 포함된 혼합형 인슐린
(제품명: 노보믹스, 휴마로그믹스) 02

❷ 아침 식전 혈당이 160으로 높은 경우

● **해석**

전날 저녁 식전에 투여한 혼합형 인슐린(노보믹스나 휴마로그믹스)의 중간형 인슐린 용량이 부족해서 아침 공복 혈당이 상승할 수 있다.

● **조절 방법**

아침 혼합형 인슐린 용량을 증량하는 것이 아니고, 그날 저녁 식전 용량을 증량해야 한다.

* 지속해서 저녁 혼합형 인슐린 용량을 증량해도 공복 혈당 상승이 지속되는 경우 Chapter 2 기저 인슐린 주사 요법(2형당뇨병) 편에 소개된 소모지 효과 여부를 확인한다.

> 목표 혈당에 도달할 때까지는 아침 저녁 식전/식후 혈당과 투여한 인슐린 용량을 기록해보면서 조절하는 것이 도움이 된다. 간혹 고령층이나 신장 기능이 아주 좋지 않은 경우같이 야간의 인슐린 요구량이 극단적으로 낮아서 밤에는 지속성 인슐린 요구량이 거의 없는 경우 이런 중간형 인슐린 기반의 혼합형 인슐린을 아침에만 한번 맞고, 저녁 식전에 초속효성 인슐린만 사용하는 경우도 있다. 요즘 다양한 형태의 인슐린이 사용 가능하므로 개인의 혈당 패턴에 따라서 다양한 혼합형 인슐린과 초속효성 인슐린의 조합을 고려해볼 수 있다.

03 혼합형 인슐린의 한계

혼합형 인슐린은 한번의 투여로 기저 인슐린 및 초속효성 인슐린을 동시에 투여할 수 있어 주사 횟수를 줄여준다는 편리함이 있지만, 용량을 조절하면 공복 혈당 및 식후 혈당에 동시에 영향을 끼치므로 개개인의 혈당 특성에 따른 세밀한 조절이 어렵다.

평소보다 혼합형 인슐린 투여 후 탄수화물 섭취량이 감소하는 경우 식후 저혈당 위험도가 높으며, 탄수화물 섭취량이 평소보다 과했을 때에는 식후 고혈당이 발생한다. 그럼에도 불구하고 공복 혈당에도 같이 작용하므로 시시각각 조절이 어려우며, 혼합형 인슐린 투여 후 식사는 되도록 탄수화물을 알맞게, 일정하게 섭취해야 하는 불편감이 발생한다. 또한 리조덱은 하루 두 번까지 투여가 가능하므로 하루 세 번 식사하는 환자는 리조덱을 투여하지 않은 식사의 식후 혈당 상승이 예견되며, 마치 지속성 인슐린만 맞을 때처럼 췌장이 스스로 분비하는 인슐린에 의존하게 되는데 자기 스스로의 인슐린 분비가 어느 정도 남아 있는 경우는 이러한 차이를 췌장에서의 인슐린 분비가 어느 정도 완충 작용을 해 주지만, 매우 많이 진행된 2형당뇨병이나 인슐린 분비가 결핍되어 있는 1형당뇨병의 경우는 그런 완충 작용을 기대할 수 없기 때문에 초속효성 인슐린의 추가 사용이 불가피하다.

이러한 경우 혼합형 인슐린으로 사용하지 않고 지속성 인슐린과 초속효성 인슐린을 따로 사용해서 정교하게 개개인에 따라 용량을 맞춰서 투여하는 것도 가능하다. 이런 경우에는 초속효성 인슐린이 지속성 인슐린과는 독립된 형태이기 때문에 필요에 따라서 자유자재로 용량을 바꿔줄 수 있다는 장점이 있다(다회 인슐린 주사 요법 편 참조).

Chapter 4

다회 인슐린 주사 요법
(개요 및 기저 인슐린)

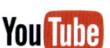  대한당뇨병학회
당뇨병의 정석 채널
재생목록 검색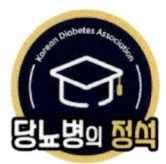

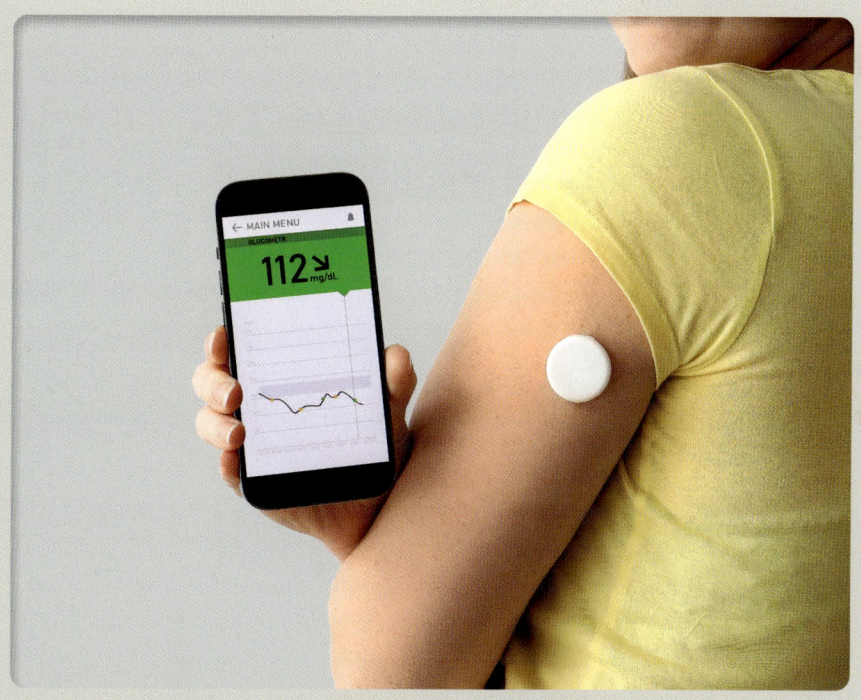

| 함께 볼만한 영상들 |

 연속혈당측정 패턴에 따른 인슐린 용량 조정

 연속혈당측정 패턴에 따른 인슐린 용량 조정 (당뇨병 캠프 영상)

 다회 인슐린 주사 요법이란? (당뇨병 캠프 영상)

01 정상적인 체내의 인슐린 분비와 다회 인슐린

사람의 췌장은 정상적으로 아래의 그림과 같이 혈당을 일정한 범위로 유지하기 위해 혈중 포도당 농도에 따라 인슐린을 분비한다. 다회 인슐린 주사 요법은 이러한 체내의 인슐린 분비를 모방하기 위해 혈당 조절에 필요한 인슐린을 기저(basal) 인슐린과 식사(prandial) 또는 볼러스(bolus) 인슐린으로 나누어 투여하는 것을 말한다. 주로 기저 인슐린 주사 요법을 적용했음에도 식후 혈당이 높거나, 혼합형 인슐린 주사 요법을 사용해도 혈당이 잘 조절되지 않는 경우 다회 인슐린 주사 요법을 고려한다. 하지만 1형당뇨병이거나 고혈당이 매우 심한 경우에는 처음부터 다회 인슐린 주사 요법을 시작한다.

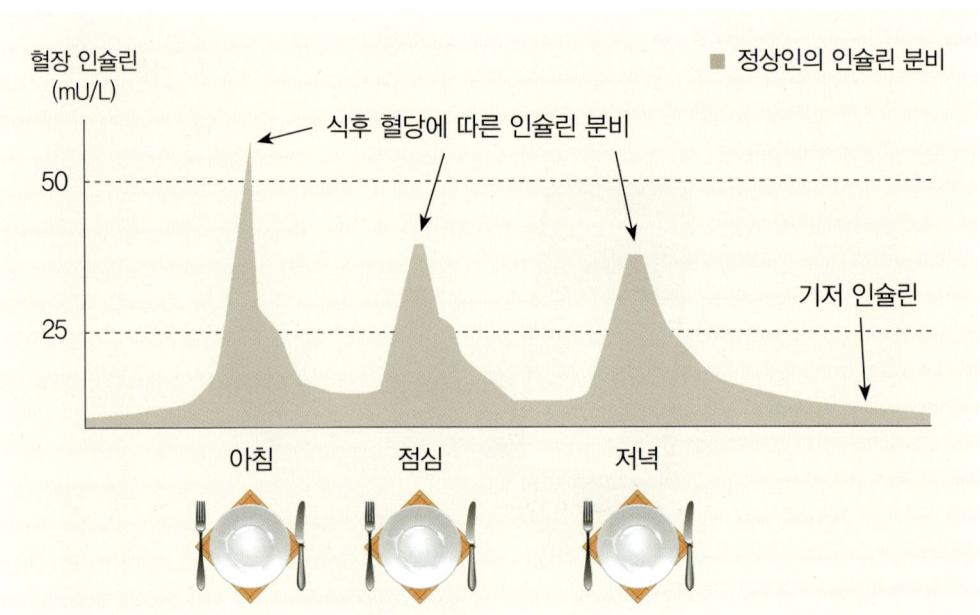

기저 인슐린 분비와 지속성 인슐린 02

일반적으로 식사와 관계없이 분비되는 인슐린은 하루 총 인슐린 분비량의 40%~60%를 차지하며, 24시간 동안 비교적 일정하게 분비되어 공복 혈당을 조절한다. 이러한 인슐린을 기저 또는 기초 인슐린이라고 하며, 다회 인슐린 주사 요법 시에는 이를 모방하기 위해 지속성(장기작용 또는 장시간형) 인슐린을 투여한다. 따라서 지속성 인슐린은 식사를 하지 않는 경우에도 투여를 중단하지 않는다.

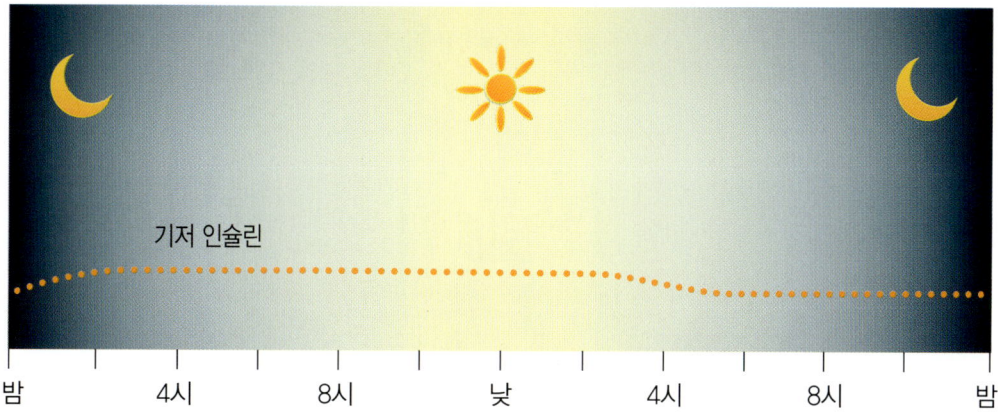

기저 인슐린의 요구량은 대체로 일중 변화가 크지 않다. 하지만 새벽이나 오전에는 인슐린 요구량이 달라질 수 있어 인슐린 투여 시 이를 고려해야 한다. 보통 자정에서 새벽 4시까지는 혈당을 올리는 성장호르몬과 코티솔이 하루 중 가장 적게 분비되므로, 이에 따라 인슐린 요구량이 감소하고 혈당이 낮아진다. 따라서 지속성 인슐린을 투여할 때는 이 시기에 저혈당이 발생하지 않게 주의해야 한다. 반대로 새벽 4시부터 오전 10시까지는 성장호르몬과 코티솔의 분비가 증가하여 인슐린 요구량이 10%~20% 늘어나며 혈당이 상승할 수 있는데, 이를 새벽 현상(dawn phenomenon)이라고 한다.

03 식후 인슐린 분비와 초속효성 인슐린

음식을 섭취하고 나면 혈중 포도당 농도가 급격히 상승하며, 췌장에서는 이에 대응해 인슐린을 빠르게 분비하여 식후 혈당을 정상 범위로 유지한다. 만약 식후 인슐린 분비가 이러한 인슐린 요구량의 증가를 충족하지 못하면 간에서의 포도당 생성이 억제되지 않고, 지방과 근육 등의 말초조직에서 포도당의 이용과 저장이 감소하여 식후 4~5시간에 심한 고혈당이 발생한다. 다회 인슐린 주사 요법 시에는 이러한 식후 인슐린 분비를 모방하기 위해 초속효성(초단기작용) 인슐린을 투여한다.

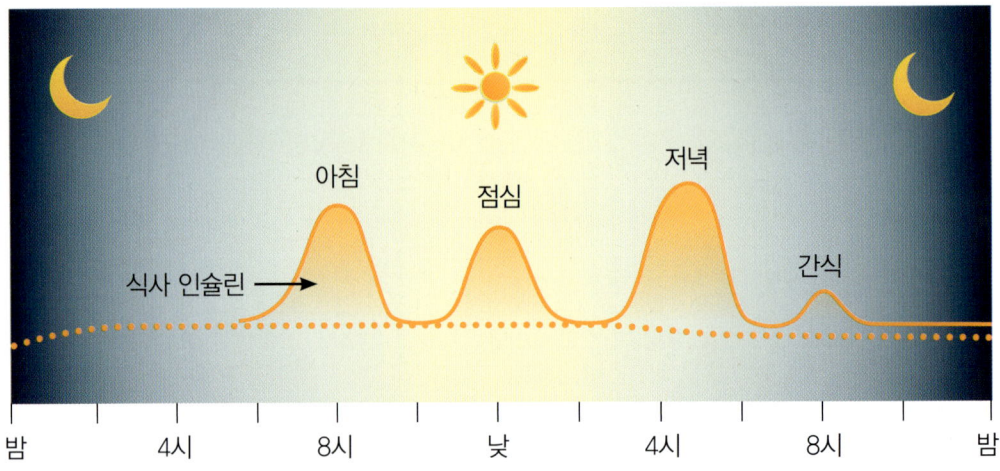

식후 인슐린의 요구량은 섭취하는 음식의 종류와 양에 따라 달라진다. 현재 사용 중인 초속효성 인슐린은 비교적 작용시간이 빠르나 췌장에서 정상적으로 분비되는 인슐린의 분비를 완전히 모방할 수 있는 것은 아니다. 그러므로 대부분의 초속효성 인슐린은 투여 후 체내에서 작용하기까지 소요되는 시간을 고려해 식사 시작 15분 전에 주사하는 것이 권장된다. 최근에 사용되고 있는 작용시간이 보다 빠른 초속효성 인슐린의 경우 식사 직전에 투여하는 것이 권장된다. 이를 이해하지 못하고 초속효성 인슐린을 식후에 혈당이 상승한 뒤 투여하게 되면 식후 초기에 상승하는 혈당은 교정하지 못하면서, 이후에 저혈당이 발생할 위험이 높아진다. 이에 대해서는 Chapter 5 다회 인슐린 주사 요법(초속효성 인슐린)에서 보다 자세히 다루고 있다.

인슐린의 종류 04

● **지속성 인슐린**

보통 주사 후 1~4시간 이내에 작용하기 시작하여 20~42시간 동안 효과가 비교적 일정하게 지속된다. 현재 사용 가능한 지속성 인슐린의 종류와 특징은 다음과 같다.

상품명(성분명) 및 외형	작용 시작 시간	최대 농도 도달 시간	작용 지속시간
란투스(글라진 U-100)	1~2시간	뚜렷하지 않음	~24시간
베이사글라(글라진)	1~2시간	뚜렷하지 않음	~24시간
투제오(글라진 U-300)	1~2시간	뚜렷하지 않음	~32시간 (최대 72시간)
레버미어(디터미어)	1~2시간	6~10시간	16~24시간
트레시바(데글루덱)	1~2시간	뚜렷하지 않음	~42시간 (최대 72시간)

● **주사 용법**

하루 중 어느 때라도 1회 주사한다. 레버미어는 하루 중 작용 지속시간을 고려해 1~2회 주사한다.

04 인슐린의 종류

● 초속효성 인슐린

보통 주사 후 10~15분 이내에 작용하기 시작하여 1~3시간에 최대 효과가 나타나고, 3~6시간 동안 효과가 지속된다. 초속효성 인슐린은 식사를 하는 경우 식전에 투여하며 식사를 하지 않는 경우에는 투여하지 않는다. 필요한 경우 교정 용량 투여하기 위해 주사할 수 있다. 현재 사용 가능한 초속효성 인슐린의 종류와 특징은 다음과 같다.

상품명(성분명) 및 외형	작용 시작 시간	최대 농도 도달 시간	작용 지속시간	용법
피아스프(아스파트)	< 5분	0.5~1.5시간	3~5시간	식사 직전
노보래피드(아스파트)	10~20분	0.5~1.5시간	3~5시간	식전 15분 이내
애피드라(글루리신)	10~20분	0.5~1.5시간	3~5시간	식전 15분 이내
휴마로그(리스프로) 휴마로그 HD(리스프로)	10~20분	0.5~1.5시간	3~5시간	식전 15분 이내
룸제브(리스프로)	< 5분	0.5~1.5시간	3~5시간	식사 직전

기저 인슐린의 용량 조정   05

기저 인슐린의 용량은 자기혈당측정을 통해 아침 공복 혈당을 측정한 뒤, 그 수치가 2~3일 연속으로 목표 혈당보다 높거나 낮은 경우 기저 인슐린을 2단위 또는 기존 용량의 10%씩 증량하거나 감량하는 방법을 많이 사용한다.

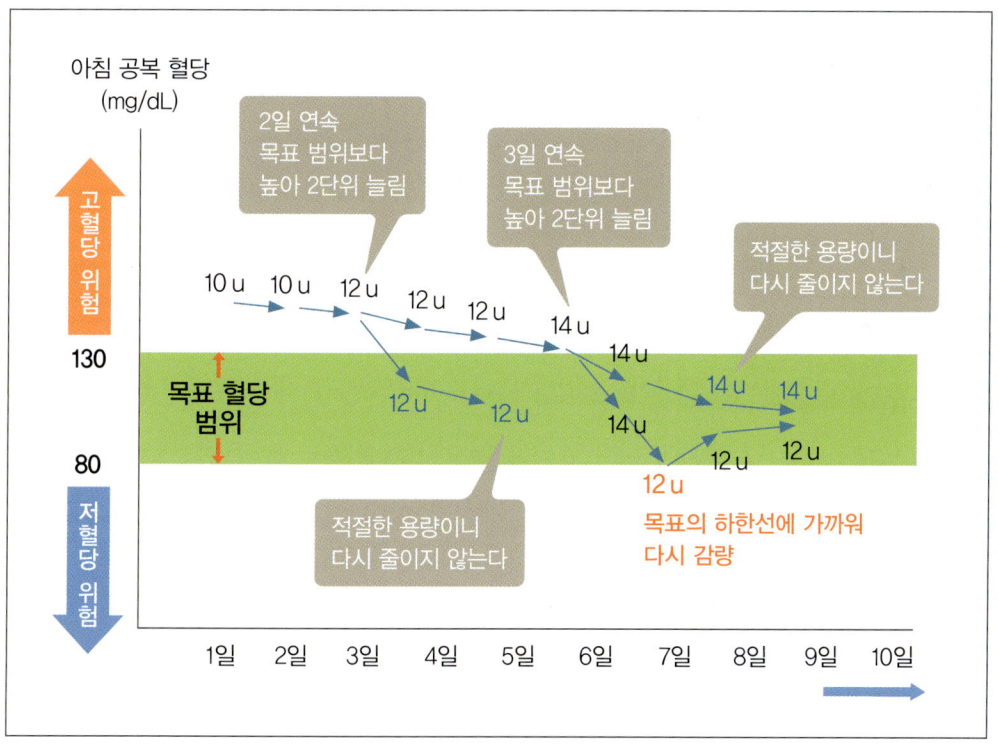

하지만 1형당뇨병과 같이 혈당의 변동이 심하면 아침 공복 혈당만을 측정해 지속성 인슐린의 용량을 조정하는 것이 쉽지 않다. 이러한 경우에는 연속혈당측정을 통해 전날 저녁 식사 4~5시간 후부터 다음 날 아침까지의 혈당 변화 양상을 확인한 뒤 인슐린 용량을 조정하는 것이 추천된다. 특히 소아청소년의 경우 연령이나 하루 총 인슐린 요구량에 따라 조정 방법이 다를 수 있다.

06 연속혈당측정의 야간/공복 시의 패턴 및 기저 인슐린 용량의 조정

정상 췌장에서는 음식을 섭취하지 않은 기간에도 지속적으로 인슐린이 분비된다. 이와 비슷한 인슐린 분비를 만들기 위해 외부에서 피하로 인슐린을 투여하게 되며, 이를 기저(basal) 또는 기초 인슐린이라고 한다.

기저 인슐린은 지속성 인슐린을 하루 1회~2회 투여하는 방법을 사용하는 데, 최근에는 장기간 지속성 인슐린이 나오면서 하루 1회 투여를 기본으로 하는 경우가 많다.

기저 인슐린의 투여 목표는 공복 혈당을 목표 혈당에 도달하게 하면서 식전 또는 야간 저혈당을 예방하는 것이다.

기저 인슐린의 용량이 적절한지 확인하기 위해서는 저녁 식후 4시간 이후의 야간 혈당 변화를 파악해야 한다.

보통 식전에 투약된 초속효성 인슐린의 작용시간은 4~6시간 정도로 생각보다 길기 때문에 일반적으로 낮 동안의 혈당 패턴을 보고 기저 인슐린 용량을 결정하는 데에는 어려움이 있다. 따라서 주로 야간의 혈당 패턴을 보고 기저 인슐린 용법의 적절성을 파악할 것을 추천한다.

06 연속혈당측정의 야간/공복 시의 패턴 및 기저 인슐린 용량의 조정

- 다음 예시를 보고 기저 인슐린의 적절성을 판단한 뒤 교정해 보도록 하자.

예시 1 야간 동안 혈당의 변동폭이 50 mg/dL 이내로 유지되는 혈당 패턴

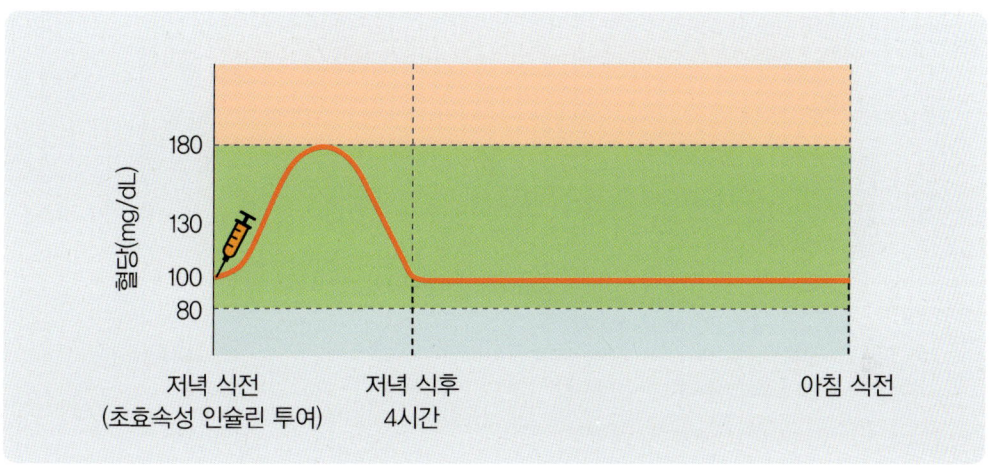

- 저녁 식후 4시간 부터 아침 식전까지 혈당이 평편한 형태를 보이면서, 혈당 변동폭이 50 mg/dL 미만인 경우로 기저 인슐린이 적절하게 투여되어 이상적인 혈당 패턴을 보이고 있다. 따라서 **전날 용량 그대로** 주사한다.

06 연속혈당측정의 야간/공복 시의 패턴 및 기저 인슐린 용량의 조정

예시 2 저녁 식후 혈당이 지속해서 높고, 밤새 혈당이 큰폭으로 떨어져서 아침 식전 혈당이 목표 범위 내에 들어오는 혈당 패턴

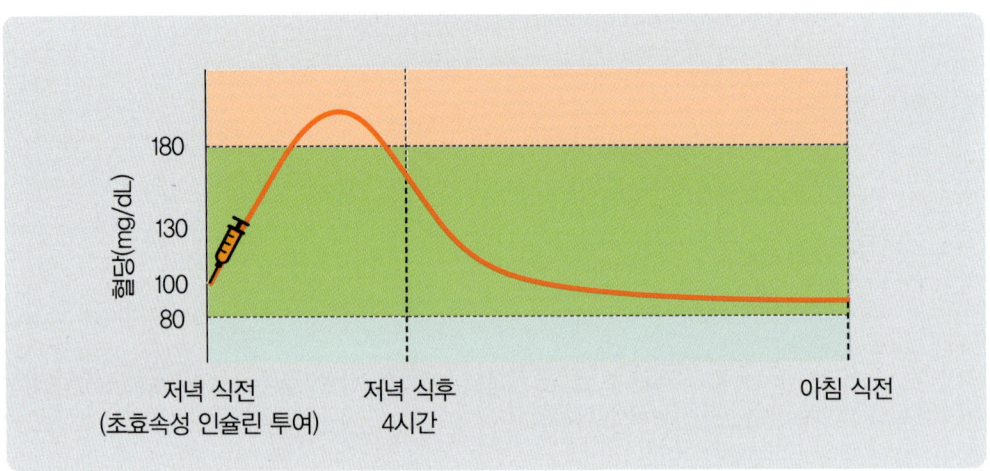

- 아침 식전 혈당이 목표에 도달하였으나 저녁 식후 4시간 혈당에서 100 mg/dL 정도 감소한 것을 볼 수 있다.

  이는 저녁 식전에 투여된 초속효성 인슐린의 용량이 부족해서 나타난 현상으로 저녁 식후 혈당이 목표 내에 있었다면 새벽에 저혈당이 발생한다.

  따라서 이 경우에는 저녁 식사의 초속효성 인슐린은 증량하고, 기저 인슐린은 감량하는 것을 고려해야 한다.

연속혈당측정의 야간/공복 시의 패턴 및 기저 인슐린 용량의 조정 06

예시 3 밤새 점진적으로 혈당이 떨어져 아침 공복 혈당이 목표 범위보다 낮은 혈당 패턴

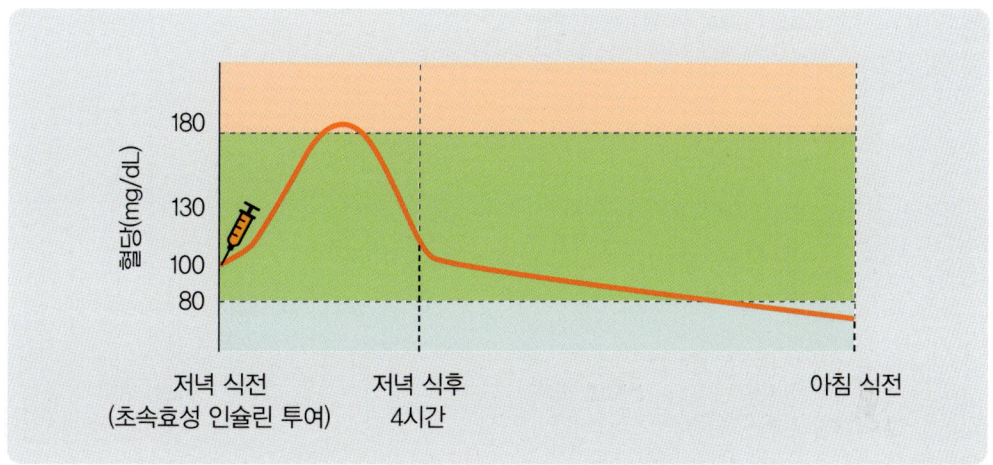

- 취침 전 혈당은 목표 내에 있으나 밤사이 혈당이 감소하여 새벽에 저혈당이 발생한 경우이다.

  단회성으로 발생한 사례라면 늦은 밤에 간식을 섭취하지 않고 운동을 했거나, 저녁 식사 시 단백질 또는 지방 섭취가 적어 저녁 식사 4시간 이후의 혈당이 급격하게 떨어졌을 때, 또는 저녁에 과음을 한 경우에 이러한 패턴이 나타날 수 있다.

  만약 반복해서 이러한 패턴이 나타난다면 기저 인슐린 용량을 10%~20% 감량한 후 혈당 패턴을 다시 확인해야 한다.

06 연속혈당측정의 야간/공복 시의 패턴 및 기저 인슐린 용량의 조정

예시 4 저녁 식후 4시간부터 아침까지 혈당이 점차 상승하여 아침 공복 혈당이 목표 범위보다 높은 혈당 패턴

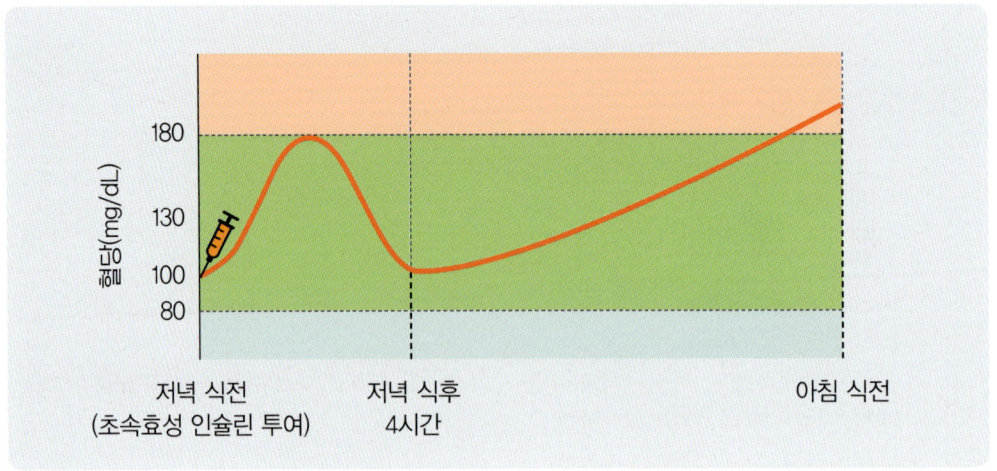

- 기저 인슐린이 부족한 경우로 **기저 인슐린을 10% 증량**한 후 혈당 패턴을 다시 확인해야 한다.
- 아울러 저녁 식사 시 단백질이나 지방의 섭취량이 과다했는지 점검한다.
- 단백질과 지방을 특별하게 더 먹어서 혈당이 높은 패턴을 보이는 경우에는 초속효성 인슐린을 추가적으로 사용하는 것을 고려한다.

연속혈당측정의 야간/공복 시의 패턴 및 기저 인슐린 용량의 조정 06

예시 5 야간에 혈당이 목표 범위 내로 유지되다가 새벽에 혈당이 상승하여 아침 공복 혈당이 목표 범위보다 높은 혈당 패턴

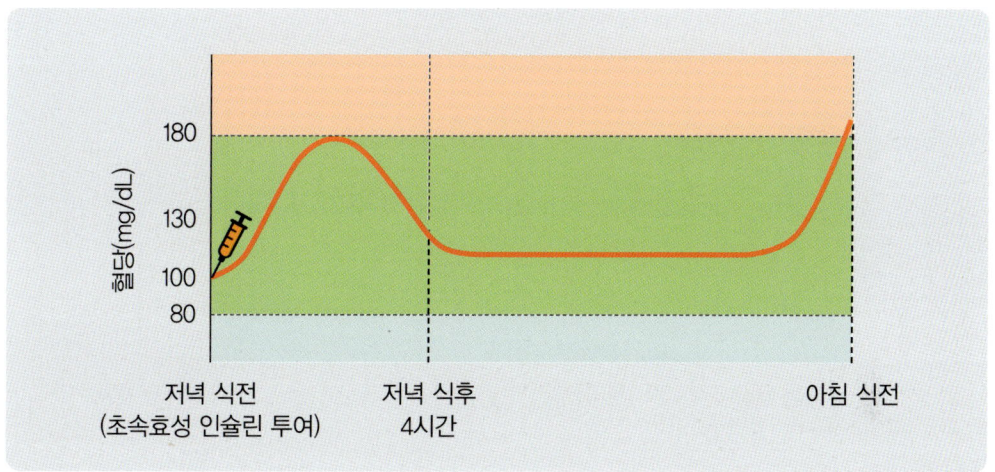

- 아침 기상 전 인슐린과 반대 작용을 하는 호르몬(길항호르몬)의 분비가 증가하며 새벽부터 아침까지 혈당이 오르는 새벽 현상이 나타난 경우이다.

이러한 경우 아침 식전 혈당 수치에 따라 기저 인슐린을 증량하게 되면 새벽에 저혈당이 발생할 수 있다. 이러한 새벽 현상을 조절하기 위해서는 인슐린 펌프를 사용해 자정부터 새벽 3시까지는 인슐린 주입속도를 10~20% 정도 감량하고, 이후부터 아침 기상 시까지는 인슐린 주입속도를 10%~20% 증량하는 것이 도움이 된다. 기저 인슐린 용량이 적당하므로 **전날 용량 그대로** 유지한다.

06 연속혈당측정의 야간/공복 시의 패턴 및 기저 인슐린 용량의 조정

예시 6 자정 전에 혈당 상승하여 아침 공복 혈당이 목표 범위보다 높은 혈당 패턴

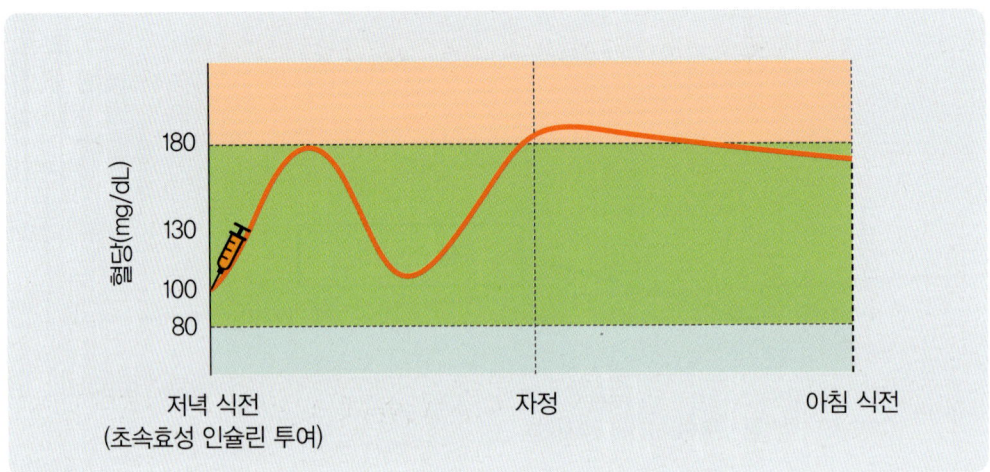

- 자정 전에 혈당이 오른 경우로 초속효성 인슐린 투여 없이 간식을 섭취했을 때 이러한 패턴이 나타난다. 이러한 경우 기저 인슐린 용량은 그대로 유지하고, 야간에 간식을 먹기 전 알맞은 탄수화물 계수를 설정하여 필요한 양의 초속효성 인슐린을 투여하는 것이 필요하다.

06 연속혈당측정의 야간/공복 시의 패턴 및 기저 인슐린 용량의 조정

예시 7 자정에 고혈당 이후 새벽부터 아침까지 혈당이 목표 범위 내로 유지되는 혈당 패턴

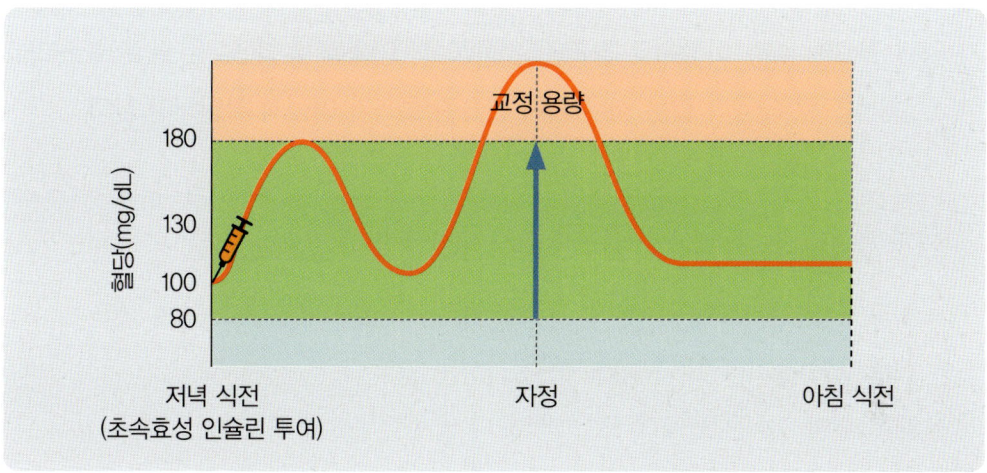

- 자정에 교정 용량의 초속효성 인슐린이 적절하게 투여된 경우로 새벽부터 아침까지 혈당이 평편하게 유지되고 있으며, 저혈당이 발생하지 않았다. 이 경우 기저 인슐린 용량은 그대로 유지한다.

07 기저 인슐린 용량 조정 시 주의할 점

다회 인슐린 주사 요법 시 자주 발생하는 문제들 중 하나는 식사 또는 볼러스 인슐린의 용량이 부족한 상태에서 초속효성 인슐린을 투여하거나 증량하는 대신 지속성 인슐린만 계속 증량하는 것이다. 이처럼 기저 인슐린의 용량을 혈당 조절 목표를 달성하기 위해 필요한 수준 이상으로 늘리는 것을 기저 인슐린 초과(overbasalization)라고 한다. 일반적으로 다음과 같은 경우 기저 인슐린 초과가 아닌지 확인해야 한다.

> **기저 인슐린 초과(overbasalization)에 대한 확인이 필요한 경우**
> - 하루에 필요한 기저 인슐린의 용량이 체중당 0.5단위*를 초과하는 경우
> - 식후 혈당 수치가 180 mg/dL*를 초과하는 경우
> - 공복 혈당 수치는 목표에 도달하였으나 당화혈색소 수치가 높은 경우
> - 취침 전 혈당과 아침 식전 혈당 수치가 50 mg/dL 이상* 차이 나는 경우

* 해당 수치는 환자에 따라 다를 수 있다. 기저 인슐린의 용량 조정에 대한 보다 자세한 내용은 Chapter 2 기저 인슐린 주사 요법(2형당뇨병)에서 확인할 수 있다.

Chapter 5

다회 인슐린 주사 요법
(초속효성 인슐린)

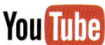  대한당뇨병학회
당뇨병의 정석 채널
재생목록 검색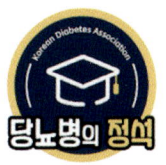

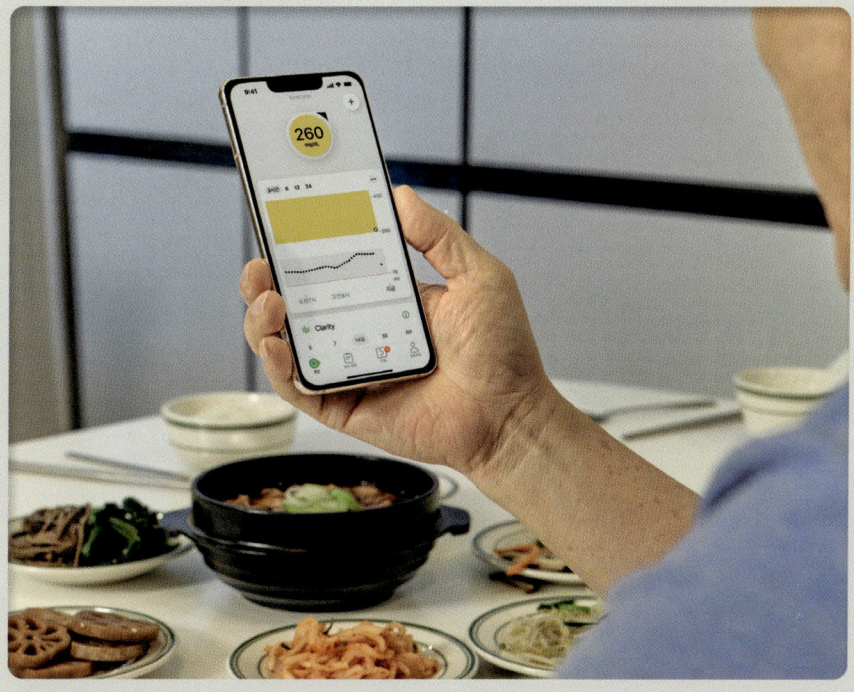

| 함께 볼만한 영상들 |

 연속혈당측정 패턴에 따른 인슐린 용량 조정

 연속혈당측정 패턴에 따른 인슐린 용량 조정 (당뇨병 캠프 영상)

 다회 인슐린 주사 요법이란? (당뇨병 캠프 영상)

01 초속효성 인슐린이란?

초속효성 인슐린이란?

식사 시에 빠르게 분비되어 혈당 상승을 잡아주는 인슐린의 작용을 모방하는 주사로, 식전에 투약하기 때문에 식전 인슐린이라고도 지칭한다.

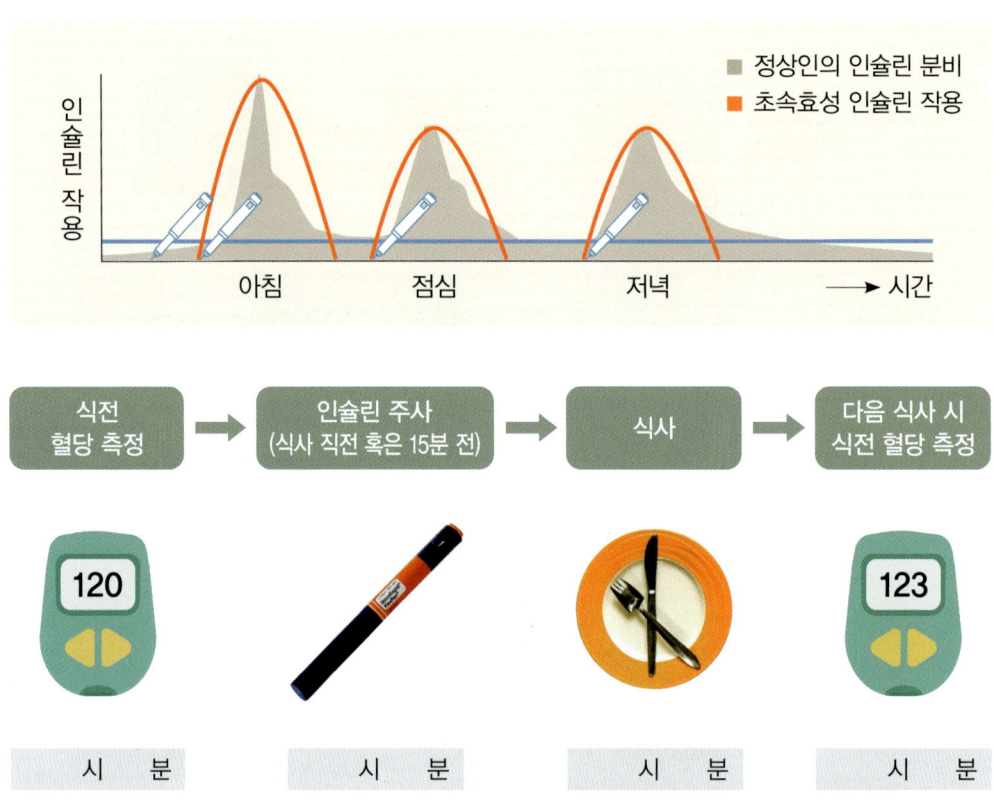

초속효성 인슐린의 적절한 투여 시기는? 02

초속효성 인슐린은 식후에 상승하는 혈당을 조절하는 것이므로 식사의 흡수와 인슐린의 작용시간이 서로 잘 맞아야 한다.

초속효성 인슐린은 투여 후 실제로 작용하는 데까지 시간이 걸리므로 원칙적으로는 식전에 주사해야 하며, 식후에 주사하게 되면 식후 혈당 상승에 대한 효과는 낮아지면서 저혈당의 위험이 증가하게 된다.

- **피아스프, 룸제브**
  식사 직전에, 늦어도 식사와 함께 투여해야 한다.

- **휴마로그, 노보래피드, 애피드라**
  식사 15분 전에, 늦어도 식사 직전에 투여하는 것이 좋다. 단, 식사의 흡수가 지연되는 당뇨병위장병증이 있는 경우에는 주사 시기를 늦출 수 있다.

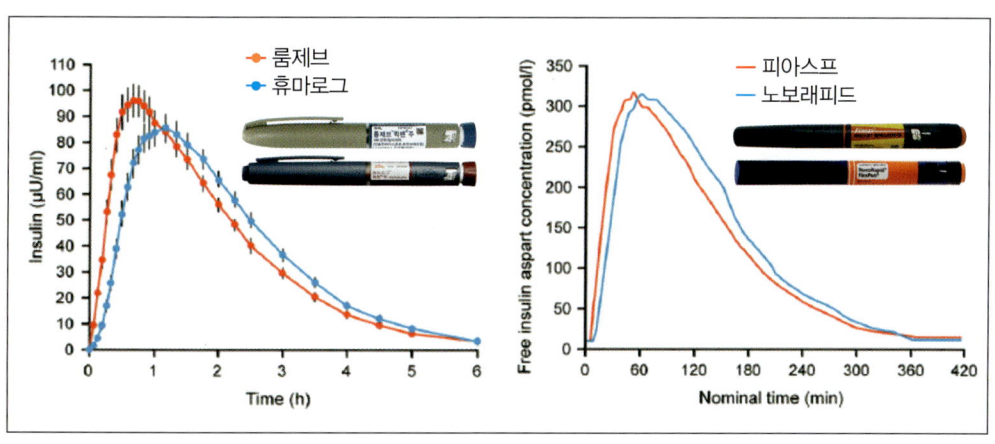

Diabet. Med. 2018;35:306-316.

초속효성 인슐린의 용량 결정 방법은?

초속효성 인슐린의 용량 (단위) = 기준 용량 + 교정 용량

1단계 | 기준 용량 찾기

기준 용량이란, 식전 혈당이 적절한 수치였을 때 평소의 전형적인 식사량을 섭취하며 식전에 투여하는 경우 식후 혈당을 적절하게 조절해 주는 초속효성 인슐린의 용량을 의미한다. 처음에 기준 용량을 결정할 때는 이 기준 용량을 경험적으로 결정한다. 즉 식전에 인슐린을 투여하고 평소와 동일하게 식사를 하였을 때(예를 들어 평소 식사량이 밥 1공기인 경우 밥 1공기를 섭취), 아래의 그림과 같이 식후 4시간(다음 식전) 혈당이 목표 범위에 도달하도록 하는 초속효성 인슐린의 용량이 기준 용량에 해당한다. 목표 혈당 범위는 보통 식전 혈당과의 차이가 30 mg/dL 이내가 되도록 설정한다.

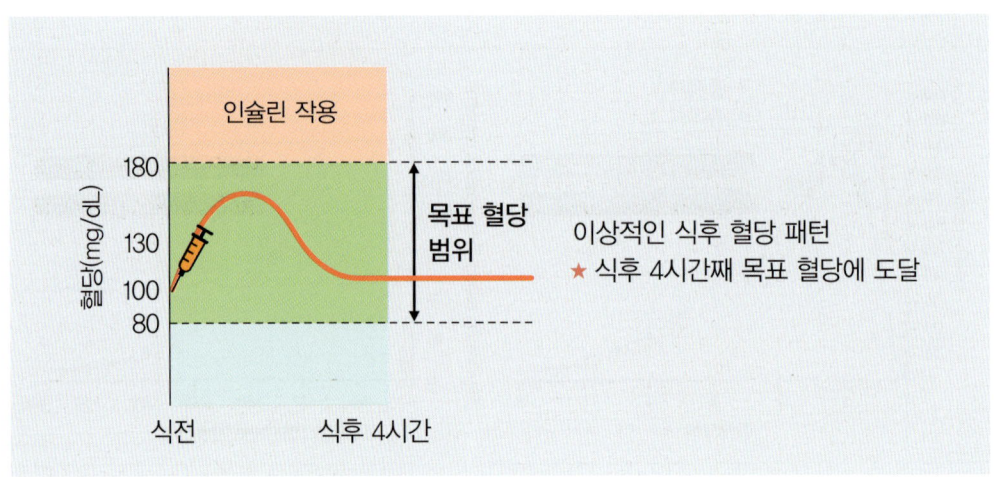

초속효성 인슐린의 용량 결정 방법은? 03

이때 식후 2시간이 아닌, 식후 4시간(다음 식전)의 혈당을 기준으로 하는 이유는, 식후 2시간의 혈당은 초속효성 인슐린의 주사 시점이나 식사의 구성 등에 영향을 많이 받기 때문이다. 초속효성 인슐린을 늦게 주사하였거나, 식사가 죽, 국수, 백미 및 떡 등과 같이 빠르게 흡수되는 탄수화물로 구성된 경우(즉 '당지수'가 높은 음식) 인슐린의 용량이 적절해도 식후 1~2시간의 혈당은 높을 수 있다. 그러므로 기준 용량은 식후 4~5시간 또는 다음 식사를 하기 전 혈당을 기준으로 정한다.

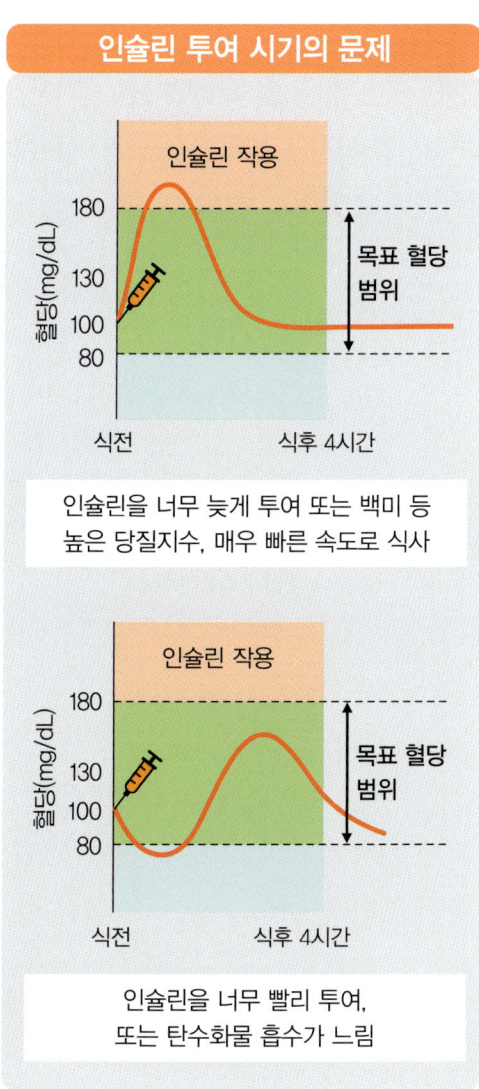

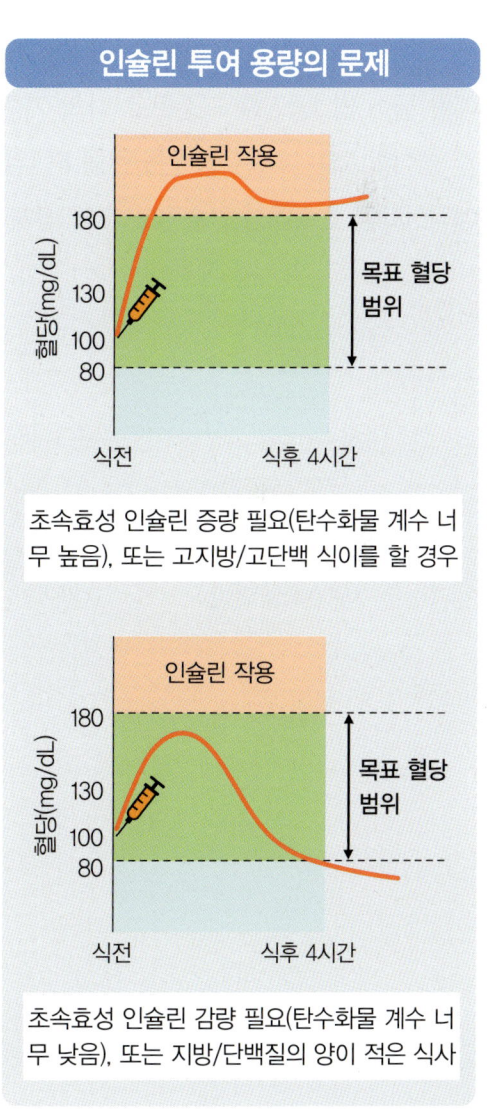

03 초속효성 인슐린의 용량 결정 방법은?

2단계 | 기준 용량 조정하기

일반적인 방법 : 식사량에 따라 기준 용량 조정하기

평소의 전형적인 식사량을 항상 그대로 지키는 경우 1단계에서 설명한 기준 용량에 교정 용량만 적용하면 되겠지만, 실생활에서는 전형적인 식사량보다 많이 혹은 적게 식사하는 경우가 생기게 된다. 이렇게 전형적인 식사량보다 많거나 적은 식사의 경우, 기준 용량을 식사에 포함된 탄수화물의 양을 고려해 늘리거나 줄이는 것이 좋다.

예를 들어 밥 1공기를 기준으로 나의 기준 용량이 6단위인 것을 확인했다면, 밥 1공기를 섭취할 때는 초속효성 인슐린을 6단위로 투여하면 되지만, 밥을 2/3공기만 섭취할 예정이라면 초속효성 인슐린도 그에 맞게 4단위 정도로 줄여서 투여해야 한다.

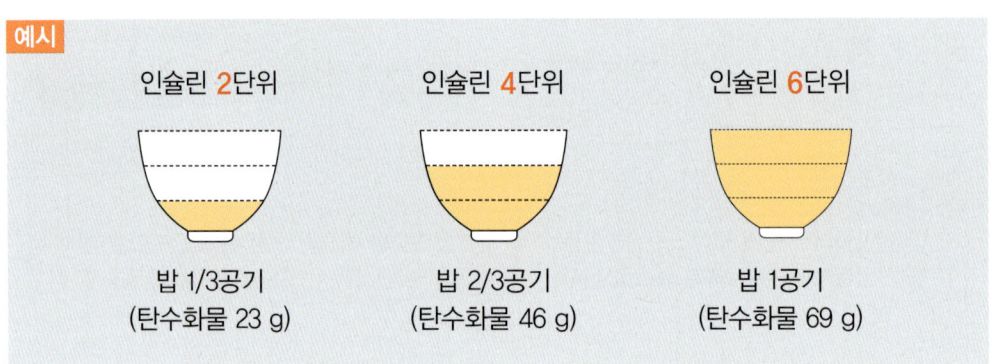

초속효성 인슐린의 용량 결정 방법은? 03

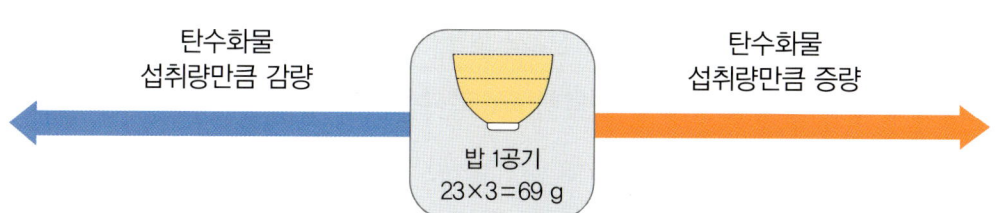

식품 자체의 무게가 아닌 탄수화물 함유량(g)

← 탄수화물 섭취량만큼 감량 | 밥 1공기 23×3=69 g | 탄수화물 섭취량만큼 증량 →

예시 탄수화물 계수 = 인슐린 1단위 당 탄수화물 <u>12 g</u> 담당

인슐린 2단위	인슐린 4단위	인슐린 6단위	인슐린 9단위
탄수화물 23 g	탄수화물 46 g	탄수화물 70 g	탄수화물 100 g
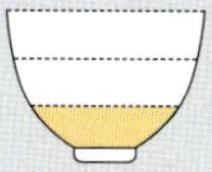 즉석밥 1/3개	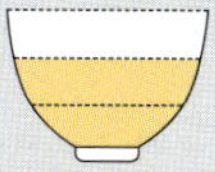 즉석밥 2/3개 (소형 1개)	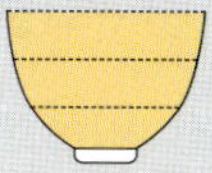 즉석밥 1개 (표준형 1개)	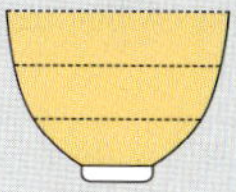 즉석밥 1.5개 (대형 1개)
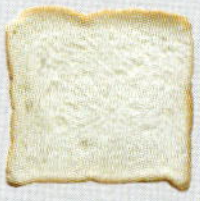 식빵 1쪽	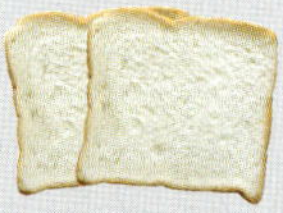 식빵 2쪽	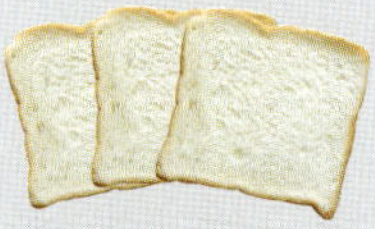 식빵 3쪽	
감자 1개 고구마 1/2개 옥수수 1/2개 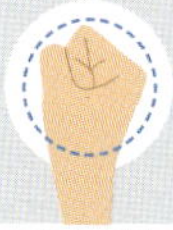	감자 2개 고구마 1개 옥수수 1개 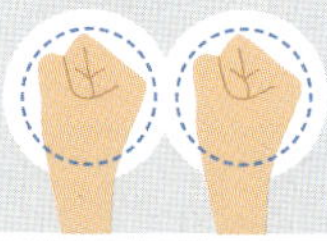	감자 3개 고구마 1.5개 옥수수 1.5개 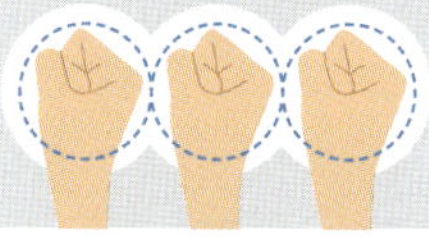	**큰 그릇에 담긴 면류** 칼국수(95~120 g) 자장면(90~130 g) 냉면(65~119 g) 스파게티(75~95 g) 라지 사이즈 팬 피자 2조각(~90 g)
인절미 3개 씬 피자(미디움) 1조각	인절미 6개 팬 피자(라지) 1조각	스파게티 냉면 라면 (70~90)	

03 초속효성 인슐린의 용량 결정 방법은?

실생활에서는 밥이 아닌 빵이나 떡, 감자, 고구마 등 다른 종류의 탄수화물로 식사하는 경우도 많이 있다. 이러한 경우 식빵 두 쪽을 밥 2/3공기(표준 크기의 즉석밥 기준), 작은 주먹 크기의 감자, 고구마, 옥수수를 밥 1/3공기(표준 크기의 즉석밥 기준)와 비슷하게 생각하면 기준 용량을 간단히 조정할 수 있다.

간혹 큰 그릇에 담긴 면류, 두터운 팬 피자를 두 조각 이상 섭취할 때는 평소 밥 1공기를 섭취하던 사람이라면 식후 혈당이 평소보다 크게 오르는 것을 경험하곤 하는데, 이들 음식은 생각보다 많은 양의 탄수화물을 포함하고 있기 때문이다. 뿐만 아니라, 식사 후에 섭취하는 과일, 유제품에도 탄수화물이 포함되어 있으니 이를 더하여 생각해야 한다.

다양한 식품군들에 포함된 탄수화물을 함께 고려하기 위해, 각 식품군에 포함된 탄수화물은 교환단위의 개념을 이용하여 계산하는 것이 큰 도움이 된다(Chapter 6의 탄수화물의 계량 및 영양편 참고).

❖ 주요 식품군의 1교환단위에 포함된 탄수화물의 양

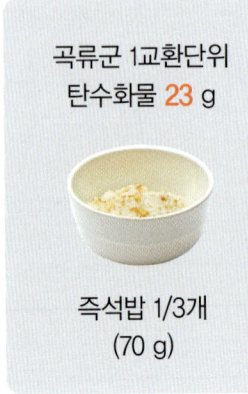

곡류군 1교환단위
탄수화물 23 g

즉석밥 1/3개
(70 g)

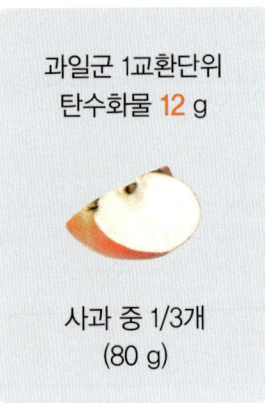

과일군 1교환단위
탄수화물 12 g

사과 중 1/3개
(80 g)

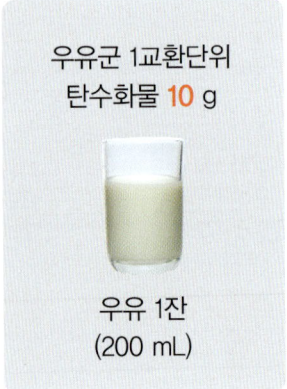

우유군 1교환단위
탄수화물 10 g

우유 1잔
(200 mL)

초속효성 인슐린의 용량 결정 방법은? 03

가공식품의 경우 식품군을 분류하기 어려울 수 있는데, 제품에 있는 영양성분표나 식품의약품안전처에서 제공하는 데이터베이스를 이용하면 이에 대한 내용을 확인할 수 있다. 이 때 '당류'가 아닌 '탄수화물'의 양을 확인하는 것이 중요하다.

'당류'는 '탄수화물'에 이미 포함된 숫자로, 탄수화물이 질적으로 어떠한 지를 보여주기 위한 항목이다. 즉 같은 양의 탄수화물을 섭취했을 때, 설탕과 같이 혈당을 급격히 올리는 성분이 얼마나 많이 포함되었는 지 알려주는 것이므로 인슐린 용량 조정보다는 건강한 식품을 선택하기 위한 정보이다. 즉 인슐린 용량을 조정할 목적이라면 '탄수화물' 항목의 숫자만 고려하도록 한다.

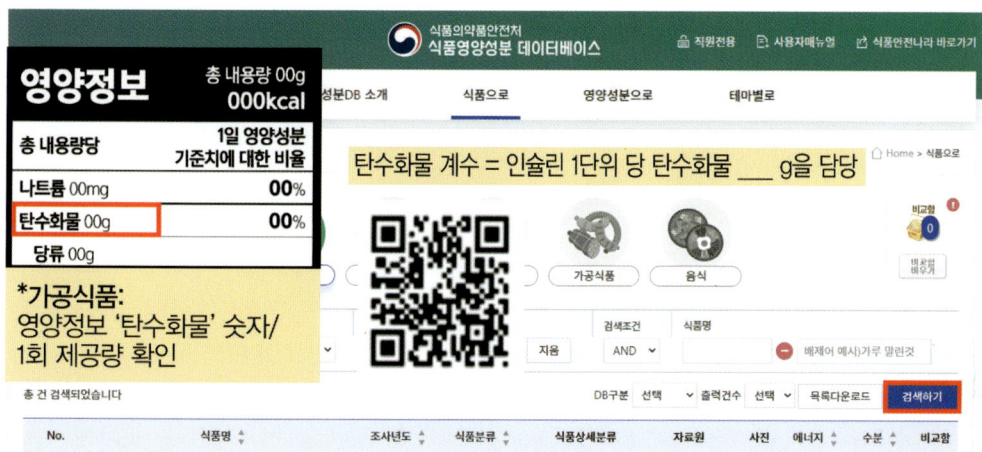

03 초속효성 인슐린의 용량 결정 방법은?

더욱 정교한 방법
: 탄수화물 계수 및 탄수화물 계량을 이용하여 정교하게 조정하기

인슐린 펌프나 커넥티드 인슐린 펜(connected insulin pen)의 볼러스 계산기(bolus calculator)를 사용하는 경우, 위에서 추정한 탄수화물의 양을 단지 인슐린 용량을 결정하는 것에 참고만 하는 것이 아니라, 기기에 '탄수화물 계수'란 수치를 저장하여 식사 시 섭취할 탄수화물의 양을 숫자(g)로 입력하여, 복잡한 계산 과정 없이도 더욱 정교한 기준 용량을 가능하게 할 수 있다. 이러한 볼러스 계산기는 뒤에 설명할 교정 용량까지 자동으로 계산해 주므로, 탄수화물 계수를 잘 설정해 두고 식사 시 섭취할 탄수화물의 양을 숫자로 잘 계산할 수만 있다면 간단한 조작으로 오히려 더욱 정교한 주사가 가능해진다.

※ 탄수화물 계수란?

초속효성 인슐린 1단위가 조절할 수 있는 탄수화물의 양(g)을 의미한다. 탄수화물 계수는 기준 용량을 이용하거나, 계산식(체중과 하루에 투여하는 총 인슐린 용량을 이용)을 통해 확인할 수 있다.

초속효성 인슐린의 용량 결정 방법은? 03

● **기준 용량을 이용하는 방법**

먼저 기준 용량을 이용하는 방법의 예를 들면, 밥 1공기 식사 시 기준 용량이 6단위인 경우, 탄수화물 69 g을 조절할 수 있는 인슐린은 6단위이므로 탄수화물 계수는 69 g를 6으로 나눈 11정도가 된다.

예시 밥 1공기 식사 시 기준 용량이 6단위라면?

A 탄수화물 섭취량을 기준 용량으로 나누어 탄수화물 계수를 확인할 수 있다.
   탄수화물 계수 = 탄수화물 섭취량(69)/기준 용량(6) = 11.5
   즉, 인슐린 1단위가 탄수화물 11.5 g을 조절할 수 있다는 의미이다.

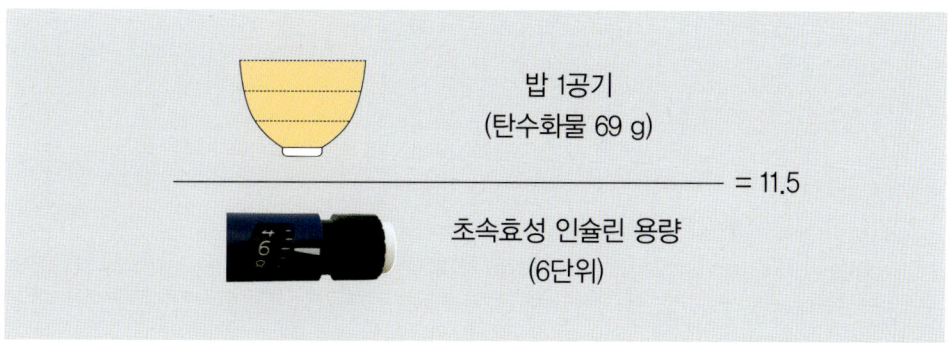

위와 같이 구하는 방법이 일반적이지만, 다회 인슐린 주사 혹은 인슐린 펌프를 사용하면서 기준 용량을 충분히 검토해 정해두지 않은 경우는 불가능한 방법이다. 이러한 경우에 탄수화물 계수를 즉시 정해야 한다면, 다음 계산식을 활용해 초기 탄수화물 계수를 구할 수 있다.

03 초속효성 인슐린의 용량 결정 방법은?

● **계산식을 이용하는 방법**

기준 용량을 이용하는 방법은 일반적이지만, 다회 인슐린주사 혹은 인슐린 펌프를 사용하면서 기준 용량을 충분히 검토해 정해두지 않은 경우는 불가능한 방법이다. 이러한 경우에 탄수화물 계수를 즉시 정해야 한다면, 아래의 계산식을 활용해 구할 수 있다.

예시 체중이 60 kg인 환자의 하루 총 인슐린 투여 용량이 30단위라면?

A 초기 탄수화물 계수 계산법을 이용하여 계산한다.
초기 탄수화물 계수 = (5.7 × 60) / 30 = 11.4
즉, 인슐린 1단위가 탄수화물 11.4 g을 조절할 수 있다.

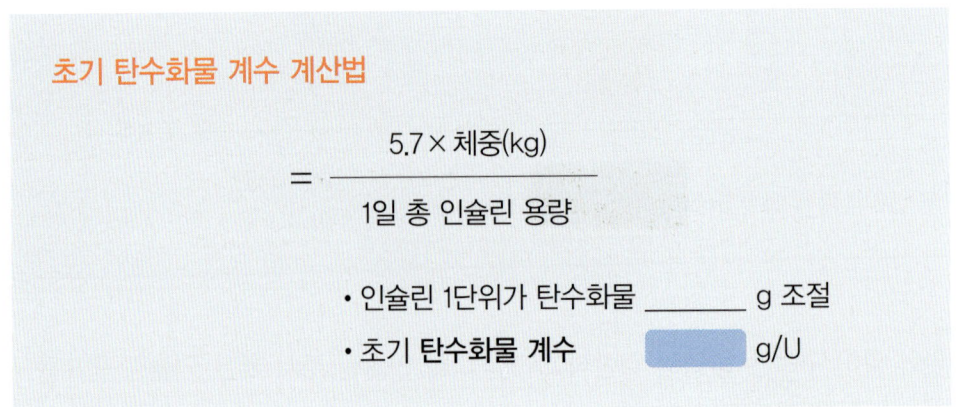

위 두 가지 방법을 통해 얻은 탄수화물 계수와 식사에 포함된 탄수화물의 양을 이용하면 초속효성 인슐린의 기준 용량을 조금 더 정확하게 계산할 수 있다.

체중과 하루 총 인슐린 투여 용량을 이용한 공식으로 초기 탄수화물 계수를 구한 경우, 이를 적용한 후 실제로 식후 4시간까지의 혈당이 적절한 반응을 보이는지 검토하여 본인에게 적절한 탄수화물 계수임을 확인한다.

초속효성 인슐린의 용량 결정 방법은? 03

3단계 | 교정 용량 사용하기

식사를 평소와 비슷한 양으로 하고 식전에 인슐린도 제대로 맞았는데 아무 이유 없이 다음 식사 전의 혈당이 평소와 다르게 크게 상승하는 경험을 종종 하게 되는데, 이는 식사 전후의 혈당은 생각보다 많은 요인에 의해 결정되기 때문이다.

운동량이 평소와 달랐던 경우, 스트레스를 받은 경우, 자신이 생각한 탄수화물의 양과 식사에 함유된 실제 탄수화물의 양이 많이 달랐던 경우, 탄수화물이 아닌 다른 영양소가 혈당에 영향을 준 경우, 이전 식사 때 맞았던 인슐린의 작용이 남아있던 경우 등 무수히 많은 원인이 존재한다. 물론 이전 식사 때 불가피한 이유로 식전 초속효성 인슐린을 맞지 않은 경우도 식사 전의 혈당이 크게 상승한다. 따라서 식사 전에 이미 혈당이 크게 상승한 경우 어떻게 대응할 지를 생각해 두지 않으면, 애써서 하루 여러 차례 인슐린 주사를 맞고도 여전히 혈당 조절은 제자리 걸음을 하게 된다.

> ※ 기준 용량이란?
>
> 식전의 혈당과 식후 4시간(다음 식전) 혈당이 비슷하게 나오게 하기 위한 인슐린 용량이므로, 식사를 하기 전에 이미 혈당이 높은 경우 평소의 기준 용량만을 맞고 식사를 하면 식후 4시간(다음 식전) 혈당 역시 목표보다 높아지게 된다. 이렇게 식전 혈당이 이미 목표 범위보다 높은 경우 기준 용량에 교정 용량을 추가하면 혈당을 더욱 효과적으로 조절할 수 있다.

03 초속효성 인슐린의 용량 결정 방법은?

교정 용량은 교정 계수를 사용하여 계산하는데, 교정 계수란 초속효성 인슐린 1단위로 감소시킬 수 있는 혈당(mg/dL)을 말한다.

경험적으로, 대략 1800 이라는 숫자를 하루에 쓰는 인슐린의 총량으로 나누면 이 숫자를 어느정도 추정할 수 있다. 즉 교정 계수는 아래와 같이 하루에 투여하는 총 인슐린 용량을 이용해 쉽게 계산할 수 있다.

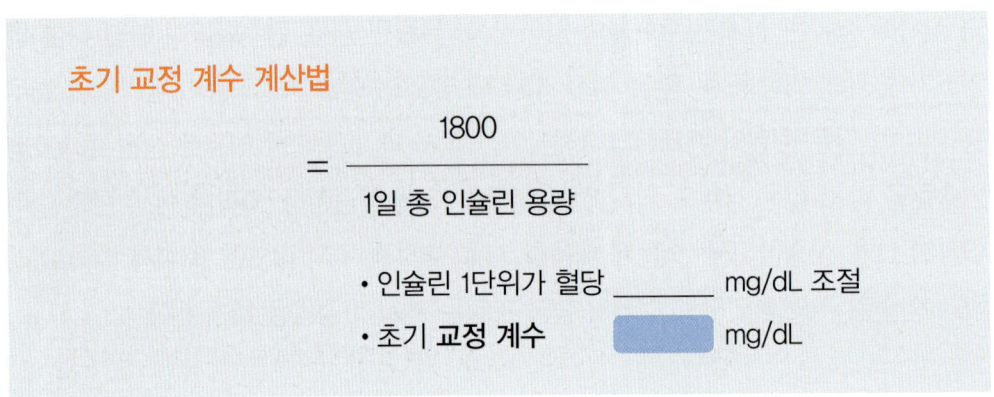

❖ 나의 하루 인슐린 총량 ☐ 단위
❖ 초기 교정 계수 ☐ mg/dL

예: 체중이 60 kg인 환자의 하루 총 인슐린 투여량이 30단위라면?

교정 계수 = 1800 / 30 = 60

즉, 인슐린 1단위로 혈당 60 mg/dL을 감소시킬 수 있습니다.

초속효성 인슐린의 용량 결정 방법은? 03

아래의 그림은 식전 혈당이 250 mg/dL로 이미 목표 범위보다 높은 경우이다. 이 경우 B에서와 같이 평소의 기준 용량에 더해 교정 용량을 계산해 투여하면 C처럼 다음 식전 혈당이 목표 범위에 도달하게 된다.

A 초속효성 인슐린을 안 맞거나 부족하게 맞고 식사한 경우
B 기본 단위(인슐린 펌프에서는 탄수화물 볼러스)를 적절히 사용한 경우
  : 한 끼 식사의 탄수화물 섭취량을 모두 에너지로 전환
   (기본 단위는 탄수화물 섭취량에 비례)
C 교정 단위(인슐린 펌프에서는 교정 볼러스)를 적절히 사용한 경우
  : 식사를 하기 전에 이미 식전 혈당이 높은 경우, 인슐린 용량을 추가해 다음 식사 식전까지는 목표 혈당으로 내림

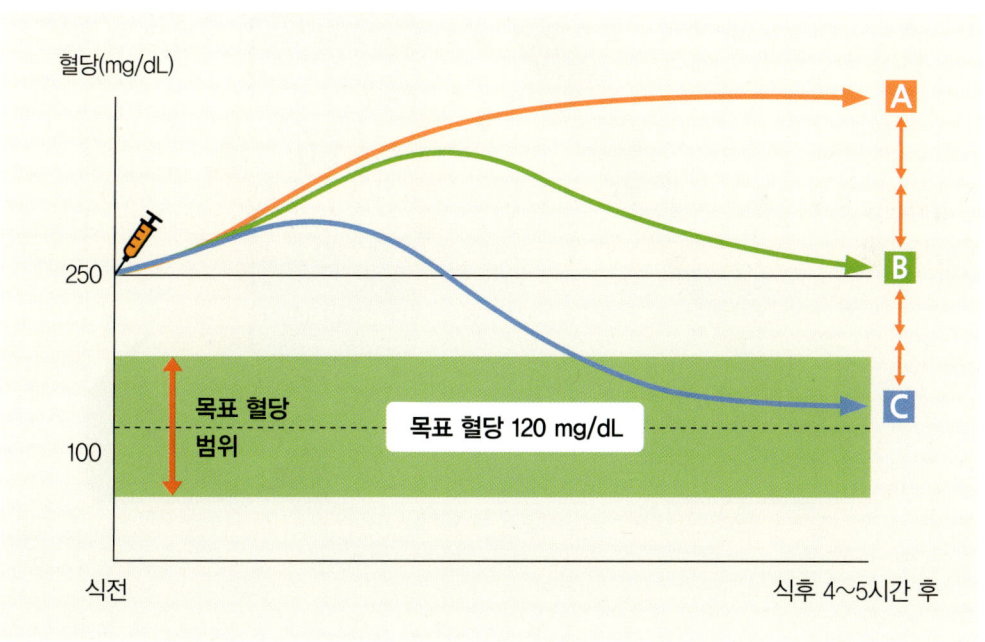

03 초속효성 인슐린의 용량 결정 방법은?

이 개념이 쉽게 와 닿지 않는다면, 아래 그림과 같이 기준 용량 + 교정 용량으로 식사 전에 사용할 초속효성 인슐린의 용량을 정하는 예를 보면 생각보다 쉬운 개념임을 알 수 있을 것이다. 아직 **'2단계. 기준 용량 조정하기'**의 내용을 익숙하게 적용하지 못하고 있다면, 가급적 일정한 양의 탄수화물로 식사를 하면서 고정된 기준 용량에 교정 용량을 더해 주사하는 것만으로도 상당히 혈당 조절을 개선할 수 있다.

심지어 최근에는 탄수화물 계수 및 식사 전 섭취하는 탄수화물의 양을 입력하지 않더라도, 정해진 기준 용량에 교정 용량을 자동으로 더해주는 볼러스 계산기(bolus calculator)를 탑재한 커넥티드 인슐린 펜(connected insulin pen)도 국내 식약처의 허가를 받았다.

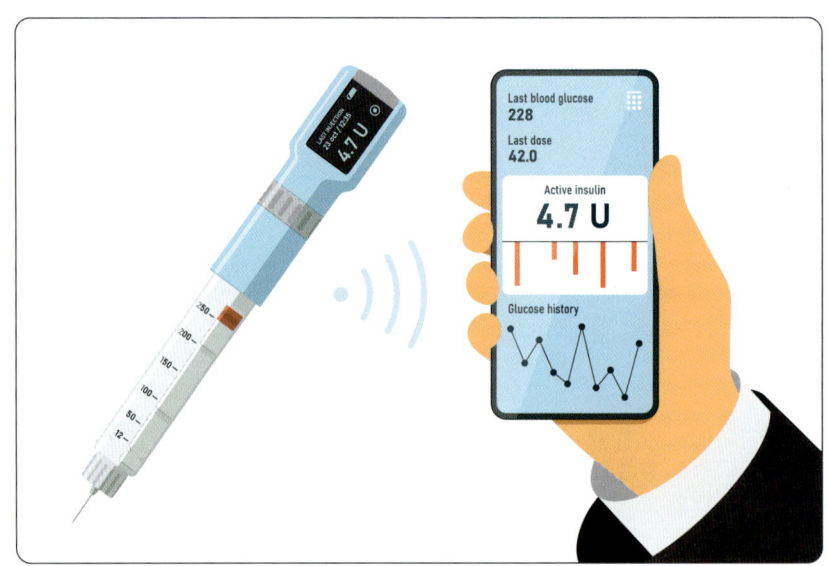

초속효성 인슐린의 용량 결정 방법은? 03

예제 기준 용량 + 교정 용량으로 식전 초속효성 인슐린 용량 결정하기

❶ 식사량에 따라 기준 용량 조정하기

: 기준 용량은 식사에 포함된 탄수화물의 양을 고려하여 결정한다. 일반적인 식사량을 기준으로 기준 용량을 아래와 같이 조정할 수 있다.

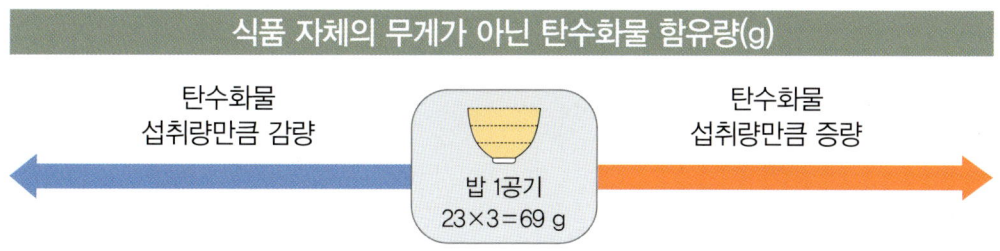

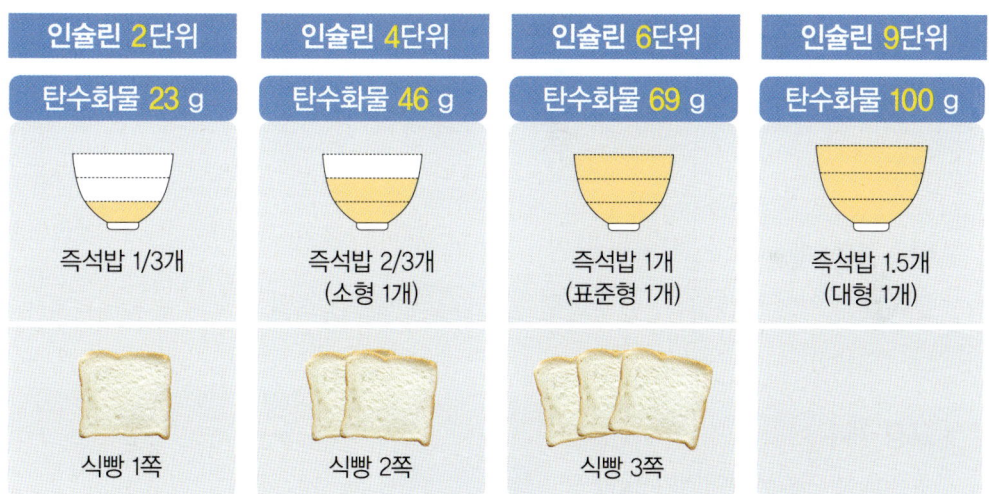

❷ 탄수화물 계수 및 탄수화물 계량을 이용해 정교하게 조정하기

: 앞서 설명된 탄수화물 계수 및 섭취할 식사의 탄수화물 계량을 이용하여 기준 용량을 결정할 수 있다.

❸ 위에 언급된 ❶ 또는 ❷의 방법을 이용하여 기준 용량을 정한 후, 식전 혈당과 교정 계수를 이용하여 교정 용량을 적용함으로서 정교하게 초속효성 인슐린 용량을 결정할 수 있다.

03 초속효성 인슐린의 용량 결정 방법은?

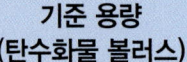 기준 용량 ± 교정 용량으로 식전 초속효성 인슐린 용량 결정하기

초속효성 인슐린의 용량(단위) = 기준 용량 ± 교정 용량

| 기준 용량
(탄수화물 볼러스) | ± | 교정 용량
(교정 볼러스) | = | 초속효성
인슐린 용량 |

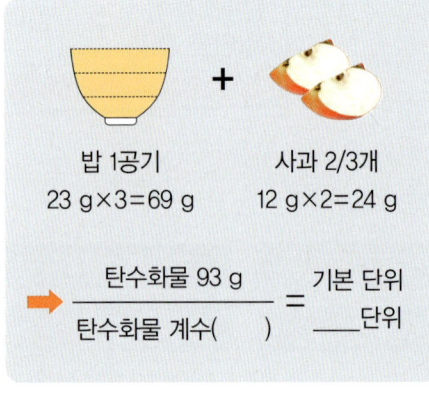

- 밥 1공기: 23 g × 3 = 69 g
- 사과 2/3개: 12 g × 2 = 24 g

→ 탄수화물 93 g / 탄수화물 계수(   ) = 기본 단위 ___단위

- 식전 혈당 < ___ mg/dL
  교정 용량 ___단위 **감량**
  → 총 ___단위

- 식전 혈당 > ___ mg/dL
  교정 용량 ___단위 **추가**
  → 총 ___단위

- **탄수화물 계수**
  초속효성 인슐린 1단위가 탄수화물 _____ g 조절

- **교정 계수**
  초속효성 인슐린 1단위가 혈당 약 _____ mg/dL 조절

04 연속혈당측정을 활용한 교정 단위 및 탄수화물 계수의 조정

탄수화물 계수와 교정 계수는 AGP 보고서에 따라 일정한 경향이 관찰되는 경우에 적용하는 것이 바람직하다. 혈당 패턴은 그때그때 상황에 따라 변동할 수가 있다. 예컨대 운동을 평소보다 과격하게 할 경우에는 같은 식품을 섭취하고 동일한 양의 인슐린을 투여하더라도 혈당이 낮은 경향을 보일 수 있고, 감기와 같이 전신 염증반응이 있는 상황에서는 혈당이 전반적으로 상승하는 경향을 보일 수 있다. 또한 스테로이드와 같은 병용 약물이 있을 때에는 주로 식후 고혈당이 악화되는 양상을 보이는 등 혈당 패턴에 영향을 주는 다양한 요인들이 있을 수 있으므로 AGP 보고서를 통해 일정하게 나타나는 혈당 패턴을 분석한 후 인슐린 용량과 투여시기를 조정해야 한다.

1 교정 계수의 조정

$$\text{상승된 혈당에 따른 교정 용량} = \frac{\text{현재 혈당(350)} - \text{목표 혈당(110)}}{\text{교정 계수(60)}} = 4\text{단위}$$

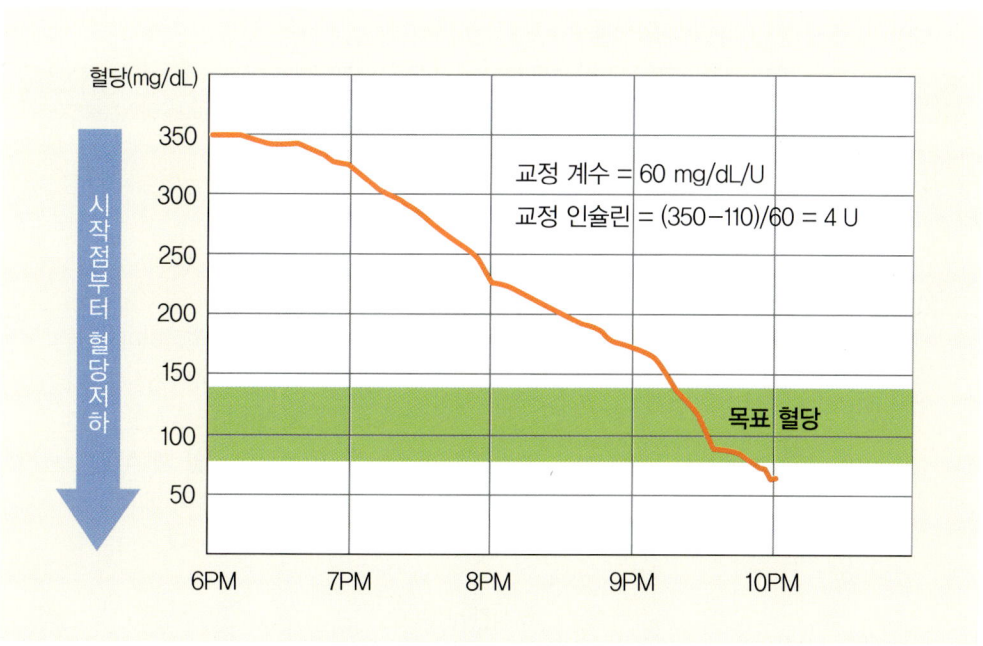

04 연속혈당측정을 활용한 교정 단위 및 탄수화물 계수의 조정

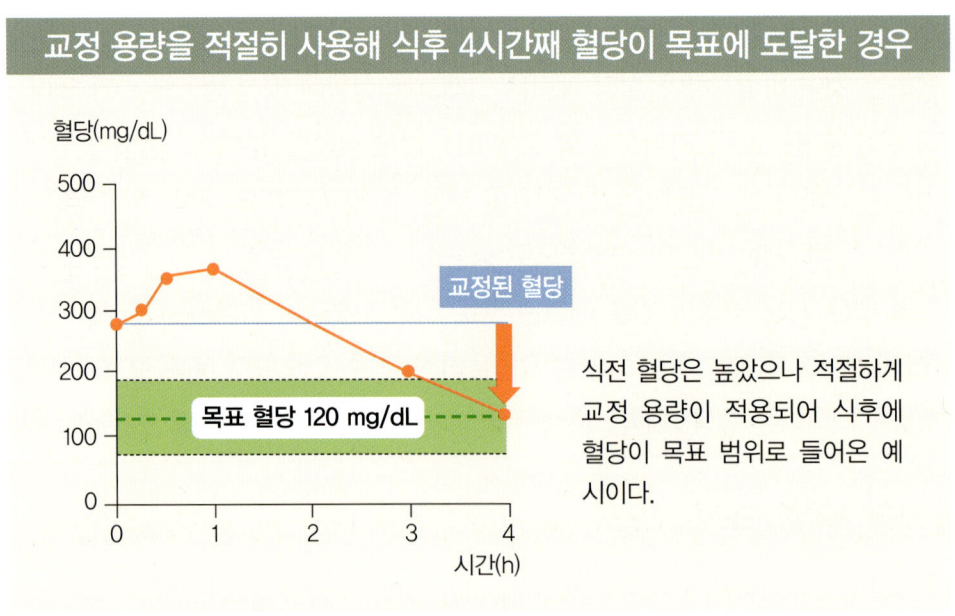

- 식사를 하지 않고 혈당이 높을 때 교정 용량만을 투여하여 목표 혈당 범위로 들어온 예시이다.

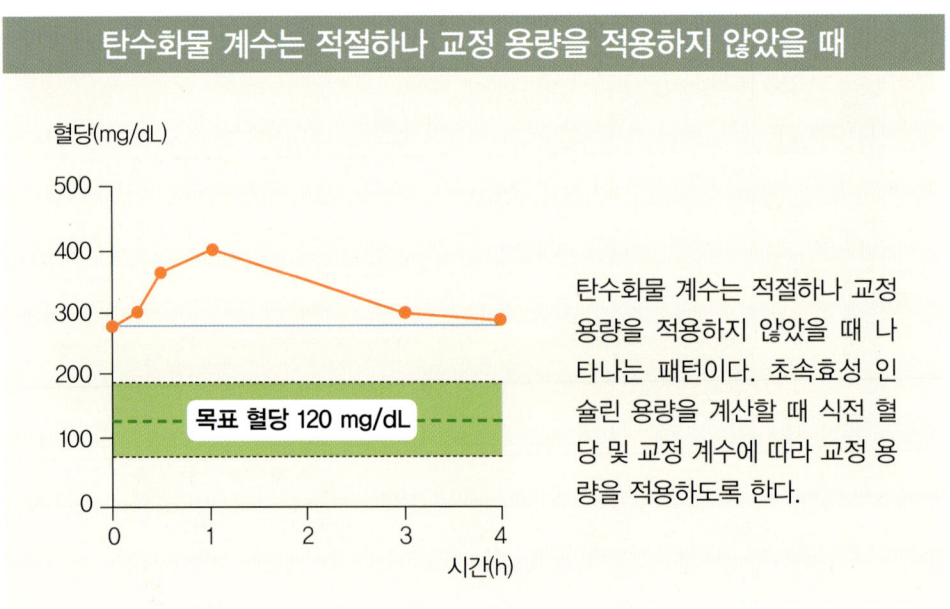

연속혈당측정을 활용한 교정 단위 및 탄수화물 계수의 조정 | 04

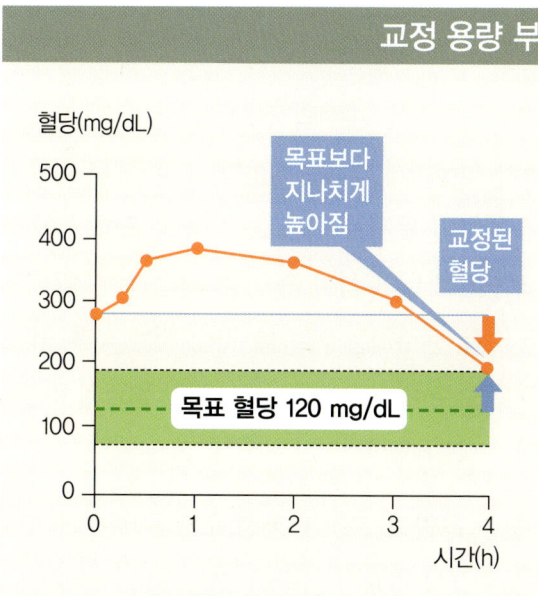

교정 용량이 부족할 때 식후 혈당이 목표 혈당 범위 안으로 들어오지 못하게 된다. 이 경우 좀 더 교정이 되어야하기 때문에 교정 계수를 낮춰서 교정에 사용되는 인슐린 용량을 증량할 필요가 있다.

❖ 교정 계수를 더 낮게 조정 필요
(예: 혈당 50 mg/dL마다 1단위 추가 … 40 mg/dL마다 1단위로)

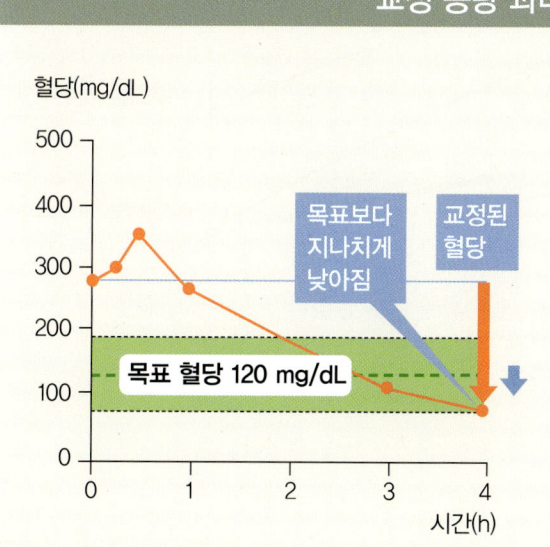

교정 용량이 과도하게 투여된 패턴이다. 이 경우 교정 계수를 높여서 교정에 사용되는 인슐린 용량을 낮출 필요가 있다.
교정 용량이 정확하더라도 탄수화물 계수가 너무 낮거나 탄수화물 계량을 실제보다 너무 높게 해도 이런 패턴이 나타난다.

❖ 교정 계수를 더 높게 조정 필요
(예: 혈당 50 mg/dL마다 1단위 추가 … 60 mg/dL마다 1단위로)

04 연속혈당측정을 활용한 교정 단위 및 탄수화물 계수의 조정

2 탄수화물 계수 조정

정확한 탄수화물 양을 계량한 경우에는 탄수화물 계수의 적절성을 판단할 수 있다. A1 또는 A2의 경우에는 탄수화물 계수가 적절하게 적용된 패턴이다. A2에서 비록 1시간째 식후 혈당이 높으나 이는 인슐린 용량의 문제가 아니고, 식품에 포함된 탄수화물의 형태 및 음식 섭취 속도, 단백질과 탄수화물의 섭취 순서 등 식습관 문제와 인슐린 투약 시점을 교정하는 것이 필요하다. 즉, 탄수화물 계수를 결정 짓는 식후 혈당의 평가는 식사 직후 1~2시간의 혈당을 기준으로 하지 않고, 식후 4시간 혈당이 목표 혈당 범위로 들어오는지를 파악해야 한다.

B의 경우 탄수화물 계수가 낮아서 인슐린 용량이 과하게 계산되어 투약된 패턴이다. 이 경우에는 탄수화물 계수를 높여서 초속효성 인슐린 용량을 낮출 필요가 있다. C의 경우는 이와 반대로 탄수화물 계수를 낮춰서 초속효성 인슐린 용량을 높여야 한다.

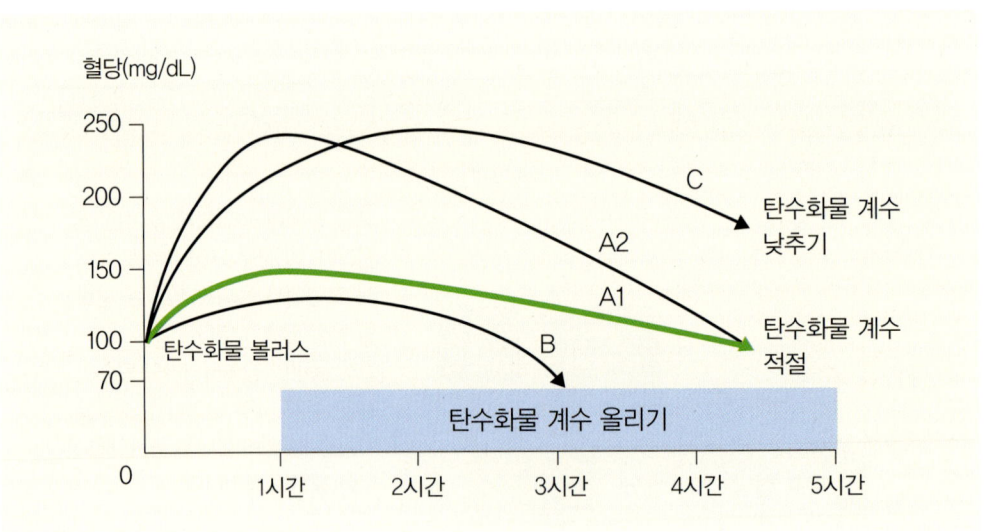

04 연속혈당측정을 활용한 교정 단위 및 탄수화물 계수의 조정

식후 혈당은 다양한 요인에 의해 영향을 받는다. 기본적으로는 섭취하는 음식에 포함된 영양소의 조성 및 양, 음식물의 소화흡수 속도(위 배출 속도), 초속효성 인슐린 투약 용량(용량이 많을수록 약효가 더 오래 지속됨) 및 투여 방법, 활동량 등이 식후 혈당을 결정하는 중요한 요소이다.

음식에 포함된 탄수화물의 양도 중요하지만 탄수화물의 질적인 측면도 고려가 필요하다. 예를 들어 정제된 당을 섭취할 경우에 초기 급격한 고혈당을 보이다가 빠르게 혈당이 떨어지는 패턴을 나타내는 반면, 복합당을 섭취할 경우에는 혈당의 상승과 감소가 완만한 양상을 보인다. 또한 피자와 스테이크 같이 지방과 단백질 함유가 많은 식품을 섭취할 경우에는 식후 혈당이 식전 혈당 수준으로 떨어지는 데 4시간 이상의 시간이 소요된다. 따라서 각 식품에 포함된 당질과 영양성분에 대한 올바른 이해가 선행되어야 하며, 이에 대해서는 식품영양성분표를 참고하도록 한다. 또한 위 마비와 같은 위 배출 능력이 떨어진 경우 식후 혈당 상승이 늦어질 수 있고, 위 절제술을 시행 받은 경우에는 위 배출 시간이 짧아지면서 식후 급격한 고혈당과 이후 저혈당을 동반하는 덤핑 증후군이 나타날 수 있다.

05 연속혈당측정의 식사 전후 패턴 및 초속효성 인슐린 용량의 조정

- 다음 예시를 보고 초속효성 인슐린 투여 시간과 용량의 적절성을 판단한 뒤 교정해보도록 하자.

예시 1 식전 혈당과 식후 4~5시간째 혈당이 비슷한 혈당 패턴

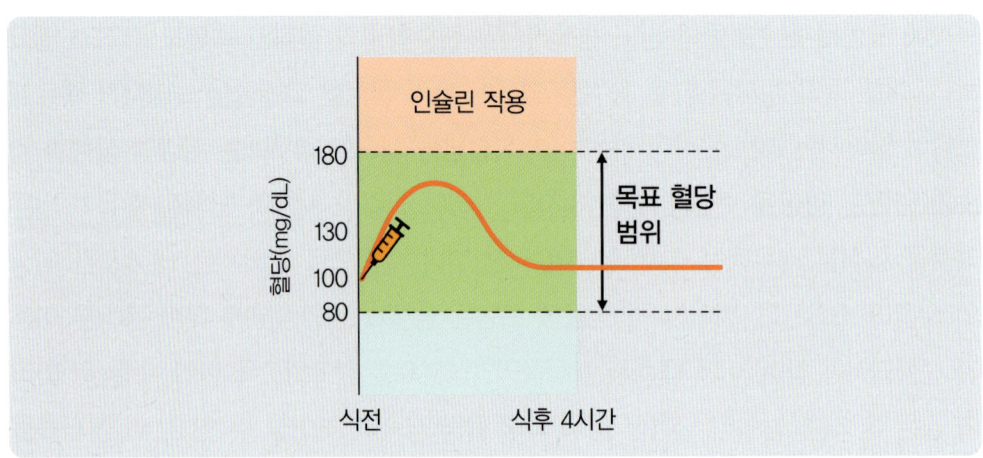

목표 혈당 범위이며 식전 혈당과 식후 4시간 혈당 변동폭이 30 mg/dL 미만인 이상적인 식후 혈당 패턴을 보여주고 있다. 일반적으로 식후 혈당이 4시간 후에 목표 혈당 범위에 도달할 수 있도록 인슐린 용량을 결정하게 된다.
초속효성 인슐린 용량이 적절하므로 현재 식사 기준 용량 그대로 유지한다.

연속혈당측정의 식사 전후 패턴 및 초속효성 인슐린 용량의 조정 05

예시 2 식후 4시간 혈당은 목표 범위지만 식후 최고 혈당이 높은 혈당 패턴

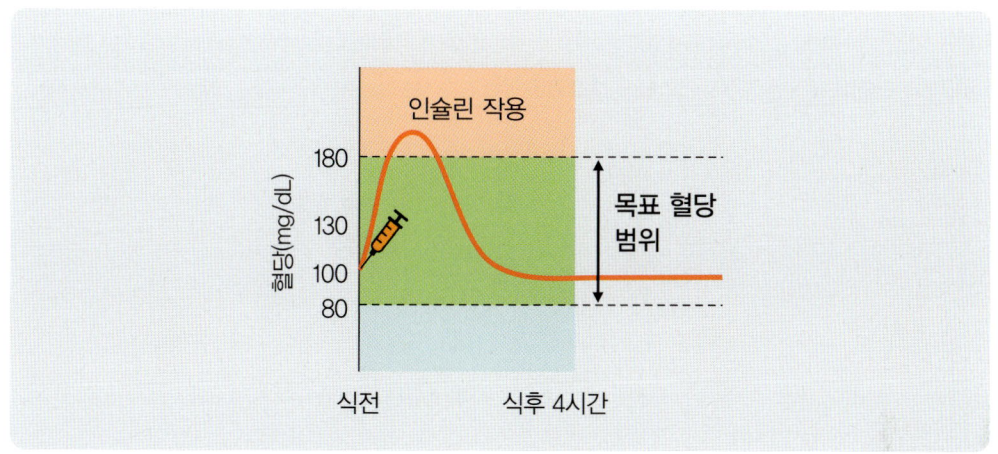

식후 4시간 혈당은 목표 혈당 범위에 도달하였으나 식후 1~2시간 혈당은 상승 정도가 크며 급격하게 혈당이 떨어지는 패턴을 보이고 있다. 식사를 매우 빠른 속도로 하거나 위 배출 속도가 빠른 경우에 위와 같은 패턴이 나타나며, 설탕 같은 단순당이 들어간 음식이나 떡, 백미 등 당지수가 높은 식품을 섭취하였을 때도 이러한 식후 패턴이 나타난다. 이런 경우 식품 선택과 식습관에 대한 점검이 필요하다. 일반적인 식사 후에도 다음과 같은 식후 혈당 패턴을 보인다면 작용시간이 좀 더 빠른 초속효성 인슐린으로 변경하거나 기존에 사용하고 있는 초속효성 인슐린의 투약 시점이 너무 늦은 것은 아닌지 점검해 볼 필요가 있다.

초속효성 인슐린(애피드라, 노보래피드, 휴마로그)을 식사 직전 또는 식후에 투여한 경우보다 식사 15~20분 전에 미리 투여할 때 식후 혈당 최고치를 30% 감소시키며 식후 2시간 이후에 발생하는 저혈당도 줄일 수 있다.

05 연속혈당측정의 식사 전후 패턴 및 초속효성 인슐린 용량의 조정

예시 3 식전보다 식후 4시간 혈당이 높은 혈당 패턴

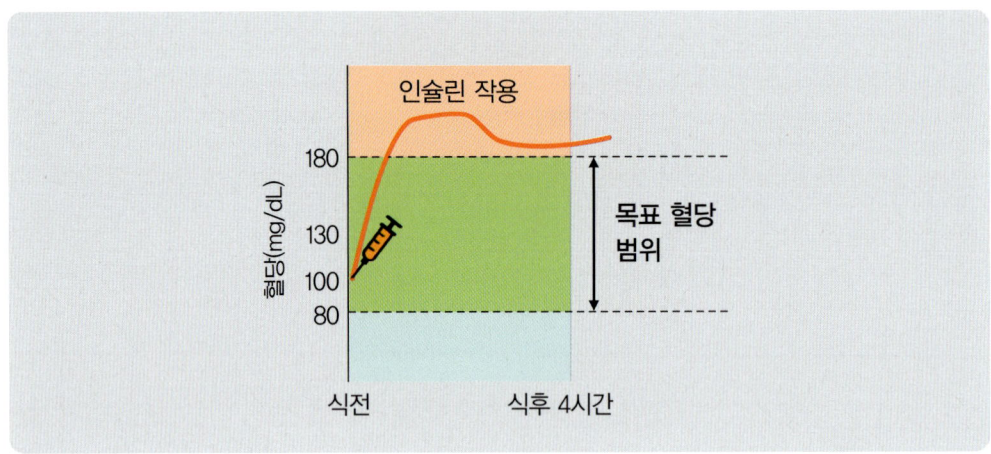

식후 줄곧 목표보다 높은 혈당 패턴을 보이고 있다. 초속효성 인슐린 용량을 **10~20% 높일 필요**가 있으며, 탄수화물 계수를 10~20% 낮게 설정해야 한다. 또는 피자와 스테이크 같은 고지방, 고단백 식이를 할 경우에도 식후 혈당이 감소하는 속도가 늦어지면서 다음과 같은 패턴을 보일 수 있다. 만약, 40 g 이상의 지방이 함유된 식품을 섭취할 경우 초속효성 인슐린 용량을 30~35% 증량하여 식전에 탄수화물에 필요한 인슐린 용량을 100% 먼저 주사하고 식후 1~3시간 사이에 초속효성 인슐린을 30~35% 볼러스로 추가 투여할 수 있고, 40 g 이상의 단백질이 함유된 식품을 섭취할 경우 초속효성 인슐린 용량을 15~20% 증량하여 식전에 탄수화물에 필요한 인슐린의 115~120%를 투여할 수 있다.

연속혈당측정의 식사 전후 패턴 및 초속효성 인슐린 용량의 조정 05

예시 4 식전보다 식후 4시간 혈당이 낮은 혈당 패턴

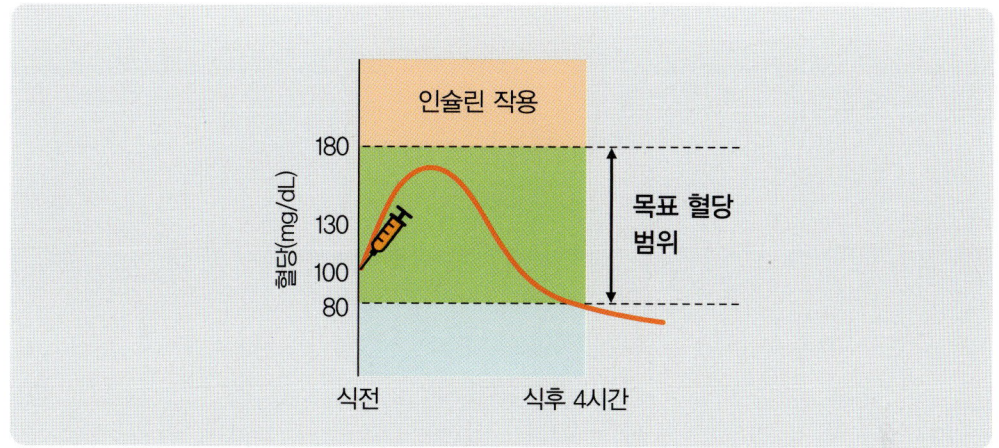

식후 저혈당이 발생한 패턴으로 초속효성 인슐린 용량이 과잉투여 되었거나 평상시보다 단백질과 지방 섭취가 부족할 때 나타나는 패턴이다.

초속효성 인슐린 용량을 10~20% 감량할 필요가 있으며 탄수화물 계수를 10~20% 올리거나 탄수화물과 함께 적절한 비율의 단백질과 지방 섭취를 함께 하는 식이 조절이 필요하다.

05 연속혈당측정의 식사 전후 패턴 및 초속효성 인슐린 용량의 조정

예시 5 식사 직후 혈당 감소/저혈당 이후에 식후 4시간 혈당은 목표 범위내로 유지되는 혈당 패턴

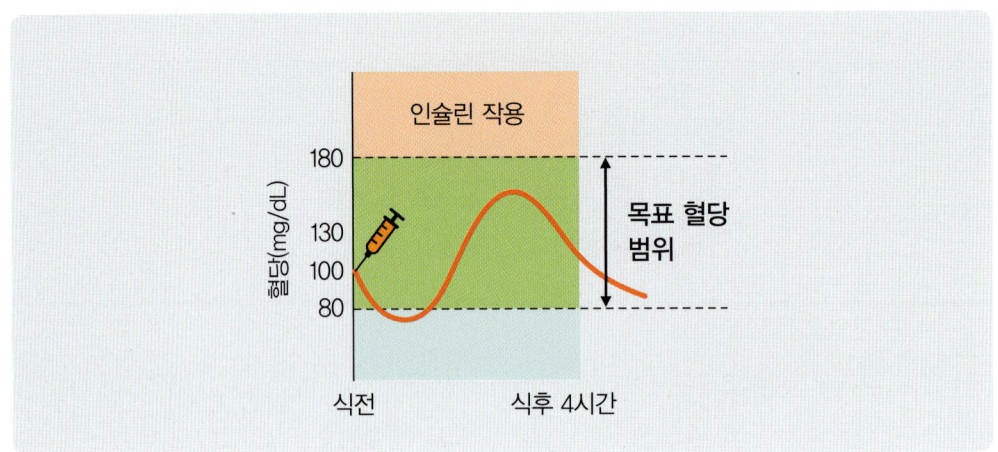

식후 1~2시간에는 저혈당을 보이다가 뒤늦게 혈당이 상승한 후 식후 4~6시간 후에는 목표 혈당 범위를 보여주고 있다. 심한 당뇨병성 위 장애로 탄수화물 흡수 속도가 느린 상태에서 투여한 초속효성 인슐린이 상대적으로 빨리 작용할 때 이런 형태가 나타날 수 있다. 이런 혈당 패턴이 보이면 초속효성 주사 시간을 평상시보다 10분씩 늦춰서 적절한 식후 혈당 패턴이 나오도록 조절해야 하며, 심한 위마비의 경우 초속효성 인슐린을 식후에 투여하도록 한다.

위마비가 없는 경우에도 저탄수화물, 고단백, 고지방 식사 때에는 식사 중간 혹은 식후에 초속효성 인슐린을 투여하여 식사 직후 저혈당 발생을 개선할 수 있다.

Chapter 6

탄수화물 계량 및 영양

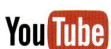  대한당뇨병학회 **당뇨병의 정석 채널** 재생목록 검색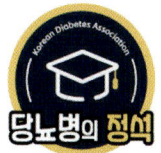

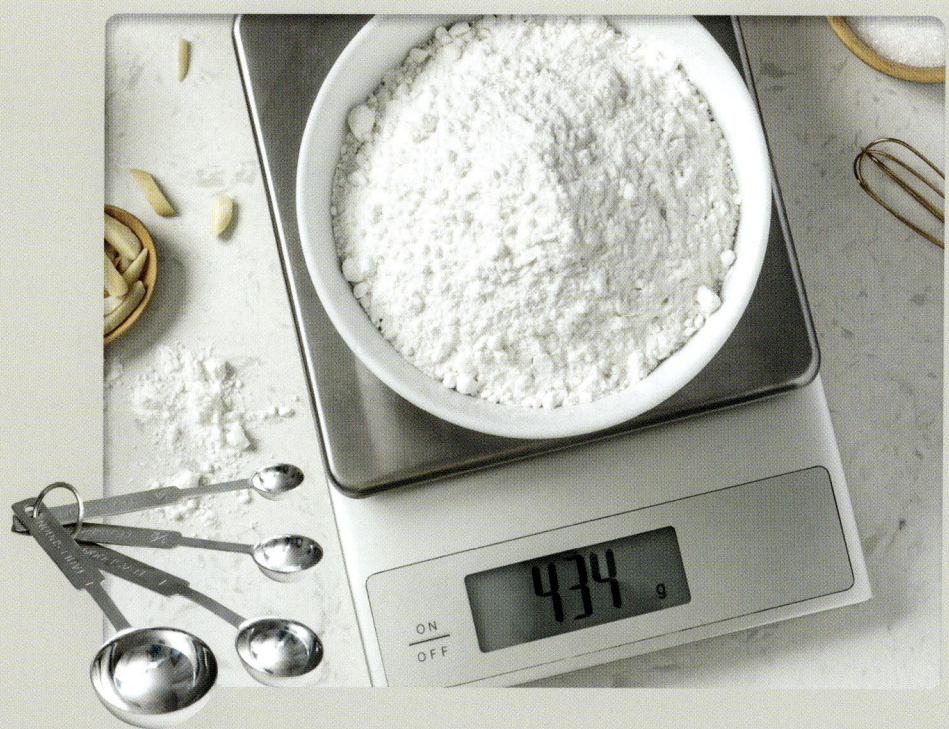

| 함께 볼만한 영상들 |

 탄수화물 계량의 모든 것

 식사에 따른 혈당 패턴의 변화

 탄수화물 계량의 모든 것 (당뇨병 캠프 영상)

01 혈당과 영양소

우리가 식사로 섭취하는 영양소(탄수화물, 단백질, 지방)는 포도당으로 분해 혹은 전환되어 혈당을 높인다. 영양소마다 혈당을 올리는 시간과 정도가 다르기 때문에 식사 구성에 따른 식후 혈당 패턴을 예측할 수 있다. 인슐린이 효과적으로 작용하여 목표 혈당이 유지될 수 있도록 알맞은 양의 균형 잡힌 식사를 계획한다.

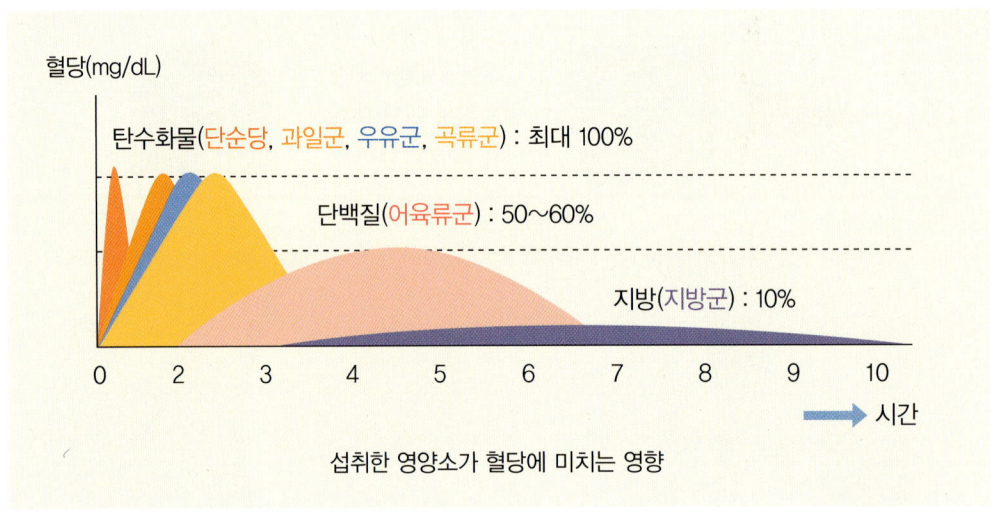

섭취한 영양소가 혈당에 미치는 영향

위 그림은 영양소 섭취 후 시간 경과에 따른 혈당의 변화를 보여주는 그래프이다. 일반적인 경우, 초속효성 인슐린의 용량은 탄수화물의 섭취량에 비례해 조정한다.

❖ 전체 식사량이 많아도 탄수화물 섭취가 적은 경우
   : 초속효성 인슐린 감량
❖ 단백질, 지방의 섭취가 아주 많아 지연된 혈당 상승이 발생하는 경우
   : 별도의 교정 용량 사용 고려

탄수화물이 함유된 식품 알기　02

혈당 변화에 가장 큰 영향을 미치는 탄수화물(포도당으로 100% 전환)은 식후 혈당을 조절하는 초속효성 인슐린의 용량을 결정하는 기준이 되므로 내가 섭취하는 탄수화물의 종류와 양을 아는 것이 매우 중요하다.

1 탄수화물의 종류

단순당 : 체내에 빠르게 흡수되어 섭취 15분 후 혈당이 급격히 상승한다.
예) 설탕, 쨈, 꿀, (액상)과당, 물엿, 시럽, 탄산음료, 사탕 등

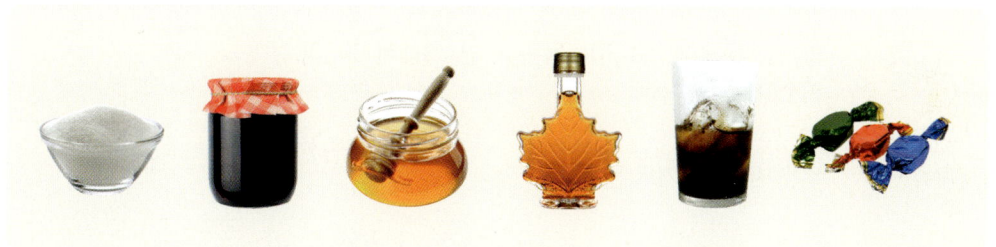

복합당 : 단순당에 비해 소화, 흡수가 느려 혈당을 천천히 올린다.
예) 잡곡류, 감자, 고구마, 옥수수, 묵 등

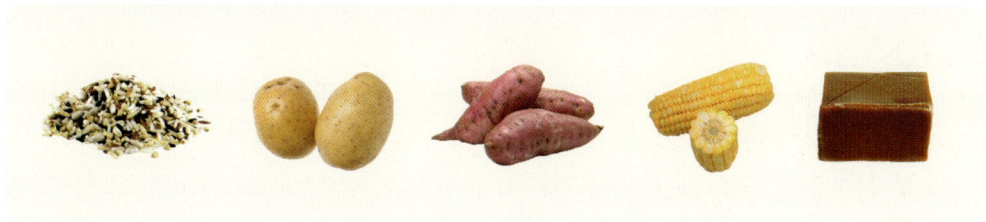

02 탄수화물이 함유된 식품 알기

2 탄수화물 함유 식품

'식품교환표'를 이용하면 탄수화물 함유 식품을 쉽게 구분할 수 있다. '식품교환표'란 영양소 구성이 비슷한 식품들을 곡류군, 어육류군, 채소군, 지방군, 우유군, 과일군 6가지로 나누어 놓은 표로 이 중 탄수화물이 포함된 식품군은 곡류군, 우유군, 과일군이다.

식품군	식품의 종류	1교환단위*당 탄수화물 함유량
곡류군	밥, 빵, 떡, 감자, 고구마, 옥수수, 밤, 크래커, 묵, 마, 미숫가루 등	23 g
우유군	우유, 두유, 요거트 등	10 g
과일군	사과, 배, 귤, 딸기, 참외, 수박, 포도, 토마토 등	12 g

- 1교환단위
  : 같은 식품군 내에서 영양소가 같아 바꿔 먹을 수 있는 양(부록 참조)

곡류군 1교환단위
(탄수화물 23 g)

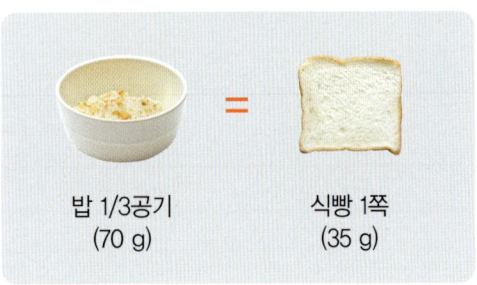

밥 1/3공기 (70 g) = 식빵 1쪽 (35 g)

과일군 1교환단위
(탄수화물 12 g)

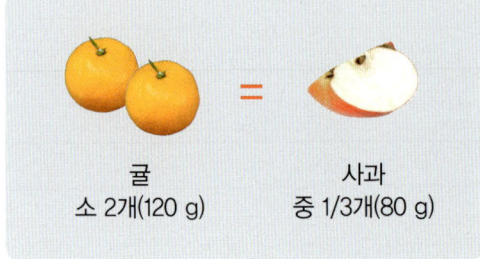

귤 소 2개(120 g) = 사과 중 1/3개(80 g)

식사의 탄수화물 섭취량 계산하기 03

1 식품교환표

식사로 섭취한 탄수화물의 양을 계산하기 위해서는 '식품교환표'를 활용할 수 있다.

식품교환표 : 식품군별 1교환단위의 영양소 함량(부록 참고)

구분	식품양 (1교환단위 식품의 예)	에너지 (kcal)	영양소 함량(g)		
			탄수화물	단백질	지방
곡류군	밥 1/3공기	100	23	2	–
어육류군	고기 1토막 생선 1토막	저지방 50	–	8	2
		중지방 75	–	8	5
		고지방 100	–	8	8
채소군	채소 70 g	20	3	2	–
지방군	기름 1작은스푼	45	–	–	5
우유군	우유 200 mL	일반 우유 125	10	6	7
		저지방 우유 80	10	6	2
과일군	귤 소 2개	50	12	–	–

03 식사의 탄수화물 섭취량 계산하기

연습 문제 1 | 다음 중 탄수화물을 포함하고 있는 식품을 골라보세요.

| ☐ 잡곡밥 | ☐ 새우 | ☐ 두부 | ☐ 묵 | ☐ 은행 |
| ☐ 토마토 | ☐ 양상추 | ☐ 땅콩 | ☐ 참기름 | ☐ 우유 |

연습 문제 2 | 식품교환표를 참고하여 다음 식단의 탄수화물 양을 계산해 보세요.

식단	식품 중량	식품교환군	탄수화물 양(g)
잡곡밥 1공기	210 g	곡류군 (　)교환단위	(　) g × (　)교환단위 = (　) g
된장국 1그릇	300 mL	채소군	
갈치구이 1마리	100 g	어육류군	
묵	100 g	곡류군 (　)교환단위	(　) g × (　)교환단위 = (　) g
오이생채	70 g	채소군	
배추김치	50 g	채소군	
우유 1컵	200 mL	우유군 (　)교환단위	(　) g × (　)교환단위 = (　) g
바나나 1/2개	50 g	과일군 (　)교환단위	(　) g × (　)교환단위 = (　) g
합 계			총 탄수화물 (　) g

정답

- 잡곡밥, 묵, 은행, 토마토, 우유
- 잡곡밥 1공기(210 g) : 곡류군 (3)교환단위, 탄수화물 양 – (23) g × (3)교환단위 = (69) g
- 도토리묵 100 g : 곡류군 (1/2)교환단위, 탄수화물 양 – (23) g × (1/2)교환단위 = (11.5) g
- 우유 1컵(200 mL) : 우유군 (1)교환단위, 탄수화물 양 – (10) g × (1)교환단위 = (10) g
- 바나나 1/2개 : 과일군 (1)교환단위, 탄수화물 양 – (12) g × (1)교환단위 = (12) g
  그러므로 총 탄수화물 섭취량은 102.5 g 이다.

식사의 탄수화물 섭취량 계산하기　03

2 영양정보

'영양정보'는 제품에 포함된 영양소의 함량을 표시한 것으로 총 내용량 또는 일정량 (100 g 당, 100 mL 당, 1봉 당, 1개 당 등)을 기준으로 표시된다. 영양정보의 기준량을 먼저 확인한 후 실제 섭취량에 따라서 탄수화물 양을 계산한다.

영양정보 읽는 법

❶ 섭취하려는 제품의 총 내용량과 표시된 영양정보의 기준량 확인하기
→ 이 제품은 총 2봉이고 영양정보는 1봉 기준임

❷ 섭취하려는 분량의 탄수화물 양 확인하기
→ 1봉 섭취 = 탄수화물 27 g
　 2봉 섭취 = 탄수화물 54 g

* 표시된 영양정보 중 탄수화물에 당류, 식이섬유, 전분이 포함되어 있으므로 중복하여 계산하지 않는다.

영양정보		총 내용량 83 g (41.5 g×2봉) 1봉(41.5 g)당 **220 kcal**	
1봉당	1일 **영양성분** 기준치에 대한 비율		총 내용량당
나트륨 330 mg	17 %	670 mg	34 %
탄수화물 27 g	8 %	53 g	16 %
당류 4 g	4 %	8 g	8 %
지방 11 g	20 %	21 g	39 %
트랜스지방 0.5 g 미만		0.5 g 미만	
포화지방 6 g	40 %	11 g	73 %
콜레스테롤 5 mg 미만	1 %	5 mg	2 %
단백질 2.8 g	5 %	5.6 g	10 %
1일 영양 성분 기준치에 대한 비율(%)은 2,000 kcal 기준이므로 개인의 필요 열량에 따라 다를 수 있습니다.			

03 식사의 탄수화물 섭취량 계산하기

연습 문제 3 | 다음의 영양정보를 보고 탄수화물 섭취량을 계산하세요(1/2 봉지 먹을 때).

영양정보	총 내용량 120 g 500 kcal
1봉당	1일 영양성분 기준치에 대한 비율
나트륨 1,790 mg	90 %
탄수화물 79 g	24 %
당류 4 g	4 %
지방 16 g	30 %
트랜스지방 0 g	
포화지방 8 g	53 %
콜레스테롤 0 mg	0 %
단백질 10 g	5 %
칼슘 143 g	20 %
1일 영양 성분 기준치에 대한 비율(%)은 2,000 kcal 기준이므로 개인의 필요 열량에 따라 다를 수 있습니다.	

하나!

탄수화물 양 확인

→ 라면 1봉지(120 g)

   : 탄수화물 79 g 함유

둘!

먹을 양 확인

→ 1/2봉지 섭취

   : 79 g × 1/2 = 39.5 g

※ 총 섭취 탄수화물 양 : 39.5(약 40) g

※ 영양정보에 표시된 총 탄수화물 양에는 당류, 식이섬유가 포함되어 있다.

정답
- 탄수화물 39.5(약 40) g

식사의 탄수화물 섭취량 계산하기 03

3 다양한 정보 활용

영양 및 음식 관련 서적, 탄수화물 함량이 제시된 책, 온라인 정보 등을 통해서 식사의 탄수화물 함량을 확인할 수 있다.

식품제조회사의 홈페이지 및 기타 자료

식품교환표나 영양정보표시로 탄수화물 양을 알 수 없는 경우, 식품회사의 홈페이지나 메뉴판, 영수증 등을 **활용하거나 직접 계산을 통해 탄수화물 양을 추정한다.**

❶ 영수증

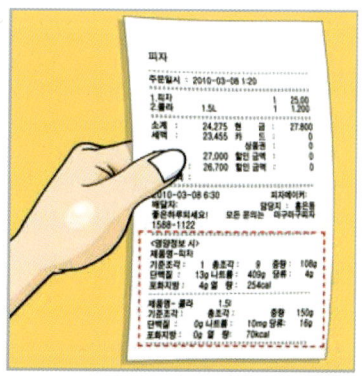
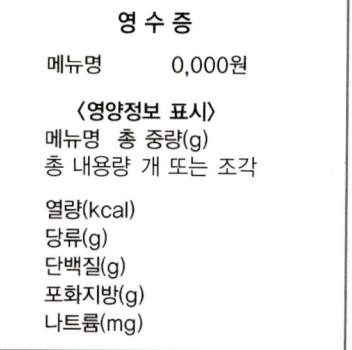

❷ 포스터 및 리플렛

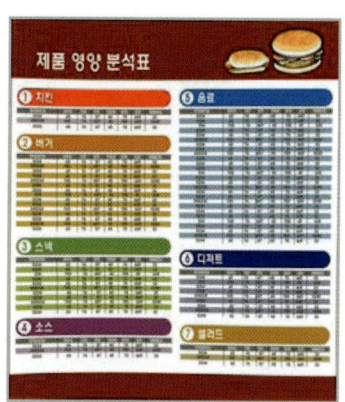

포스터 및 리플릿							
제품명	총중량 (g)	1회제공량 개 또는 조각(g)	열량 (kcal)	당류 (g)	단백질 (g)	포화지방 (g)	나트륨 (mg)

• 모든 메뉴의 열량, 당류, 단백질, 포화지방, 나트륨 정보를 매장 내에서 확인 가능하도록 제공

03 식사의 탄수화물 섭취량 계산하기

❸ 제품 안내판(name tag)

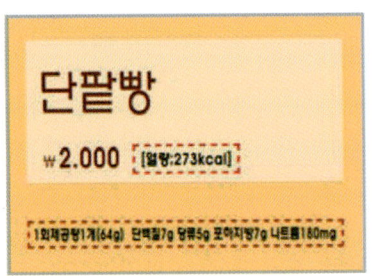

제품 안내판(name tag)

메뉴명   0,000원   000 kcal

1회제공량 0개 또는 0조각수(중량)/총 제공량
※ 당류, 단백질, 포화지방, 나트륨 함량

- 음식명이나 가격표시 주변에 음식명이나 가격표시 크기의 80% 이상으로 열량/1회제공량 개 또는 조각(중량)을 표시(기타 영양정보 함께 제공 가능)

❹ 메뉴판(menu board)

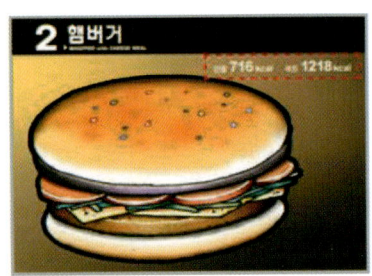

메뉴판(menu board)

메뉴명	0,000원	000 kcal
메뉴명	0,000원	000 kcal
세트메뉴명	0,000원	000~000 kcal

- 음식명이나 가격표시 주변에 음식명이나 가격표시 크기의 80% 이상으로 열량을 표시(세트메뉴의 경우 열량을 범위로 표시)

❺ 홈페이지

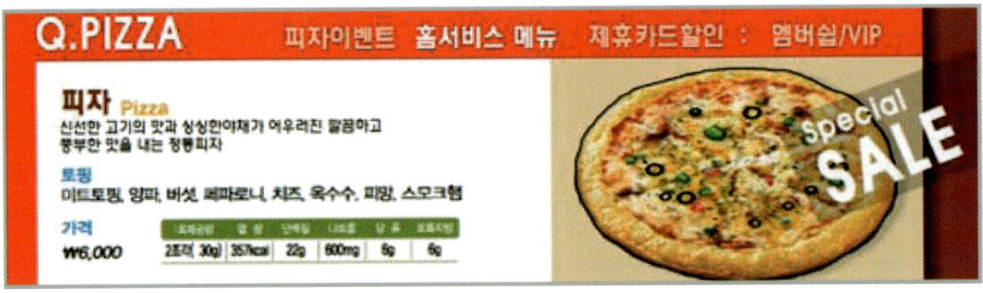

홈페이지						
메뉴명 0,000원						
총 중량 (g)	1회제공량 개 또는 조각(중량)	열량 (kcal)	당류 (g)	단백질 (g)	단백질 (g)	나트륨 (mg)

식사의 탄수화물 섭취량 계산하기 03

식품의약품안전처 자료

- 식약처 식품안전나라 홈페이지에서 '식품영양성분 자료집'을 통해 음식의 영양성분을 확인할 수 있다.
  (https://www.foodsafetykorea.go.kr)

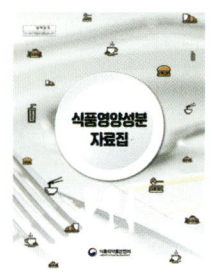

자장면

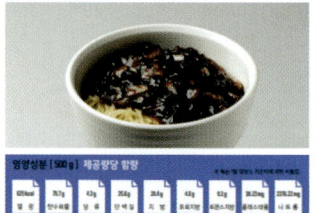

호박고추장찌개

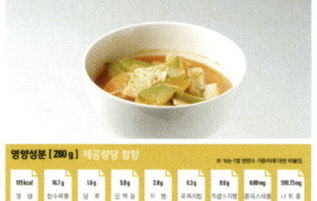

도넛

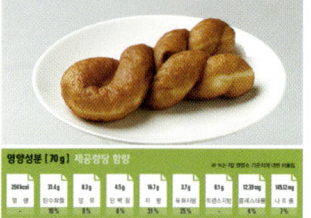

- 식품영양성분 데이터 베이스(http://www.foodsafetykorea.go.kr/fcdb/)
  : 농축수산물, 가공식품 및 외식의 데이터 베이스를 활용할 수 있다.

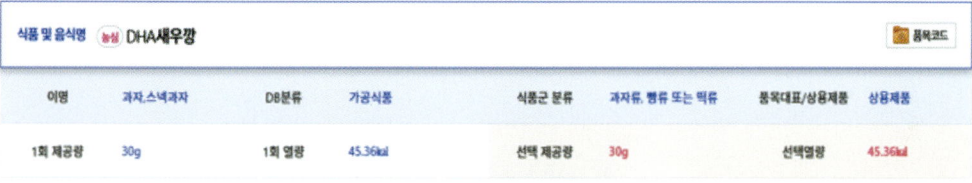

영양성분	30g 당 함량	단위
에너지	45.36	kcal
단백질	0.54	g
지방	2.20	g
탄수화물	5.44	g
총당류	0.30	g
콜레스테롤	0.00	mg
총 포화 지방산	0.00	g
트랜스 지방산	0.00	g
나트륨	63.00	mg

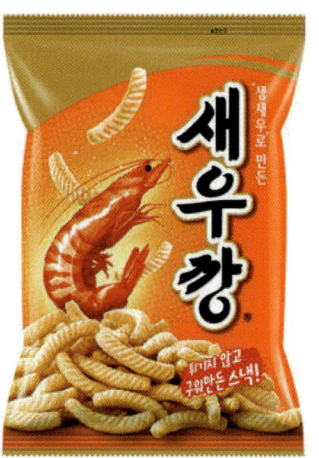

04 탄수화물 계수 계산하기

탄수화물 계수는 1단위의 인슐린으로 조절할 수 있는 탄수화물의 양으로, 사람마다 차이가 있으며, 한 사람에게도 아침, 점심, 저녁 시간에 따라 차이가 날 수 있으므로 식사기록과 자가혈당측정을 규칙적으로 하면서 여러 번 조정하는 과정이 필요하다. 탄수화물 계수는 다음의 계산식을 통해서 구할 수 있다.

$$\text{탄수화물 계수} = \frac{\text{해당 끼니의 탄수화물 섭취량(g)}}{\text{해당 끼니의 식사 인슐린 용량(U)}}$$

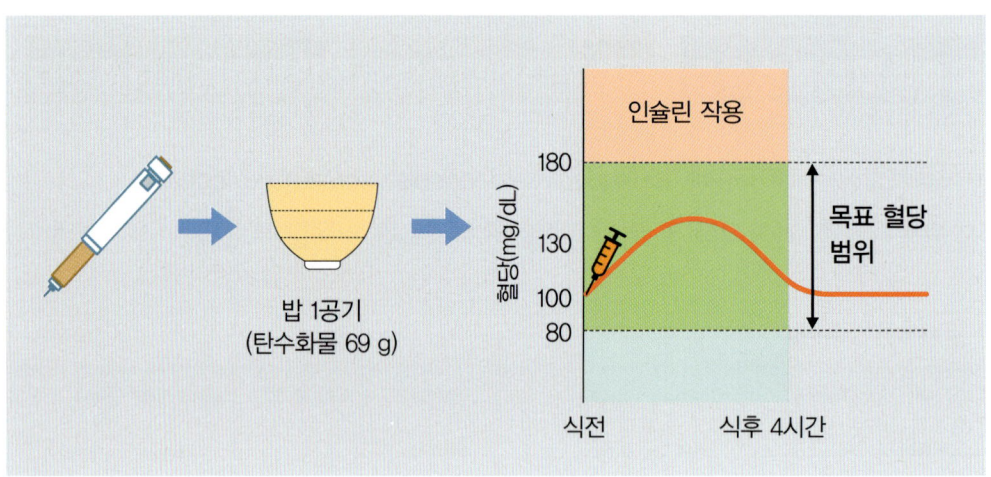

탄수화물 계수 계산하기 04

연습 문제 4 | 아침 식전 혈당이 97 mg/dL이며, 조식 전에 식사 인슐린 10 U 주사 후 다음과 같이 식빵 3장, 계란 후라이 2개, 양상추 샐러드, 우유 1컵을 먹고, 식후 4시간 혈당은 120 mg/dL이다. 아침의 탄수화물 계수를 구해보세요.

식전 혈당	식사 인슐린	식사 섭취량	탄수화물	식후 4시간 혈당
97 mg/dL	10 U	식빵 3장	69 g	120 mg/dL
		계란 후라이 2개		
		양상추 샐러드		
		우유 1컵	10 g	
		총 탄수화물 섭취량	79 g	

정답

- 아침 식전에 식사 인슐린 10 U를 주사한 후 탄수화물 79 g을 섭취하고 식후 혈당도 목표 범위, 식후 4시간째 혈당도 목표 범위 안에서 유지되므로 총 탄수화물 섭취량을 식사 인슐린으로 나눈 8 g/U이 아침의 탄수화물 계수이다.

$$\text{탄수화물 계수} = \frac{\text{총 탄수화물 섭취량(79 g)}}{\text{식사 인슐린(10 U)}}$$

아침에는 인슐린 1단위(U)당 탄수화물 약 8 g을 조절할 수 있다.

05 교정 계수

식전 혈당이 목표 범위보다 높거나 낮은 경우 탄수화물 섭취량만 고려하여 초속효성 인슐린을 주사하면 식후 혈당조절이 어려울 수 있다. 이때 교정 계수를 이용하여 초속효성 인슐린 용량을 교정하는 것이 필요하다.

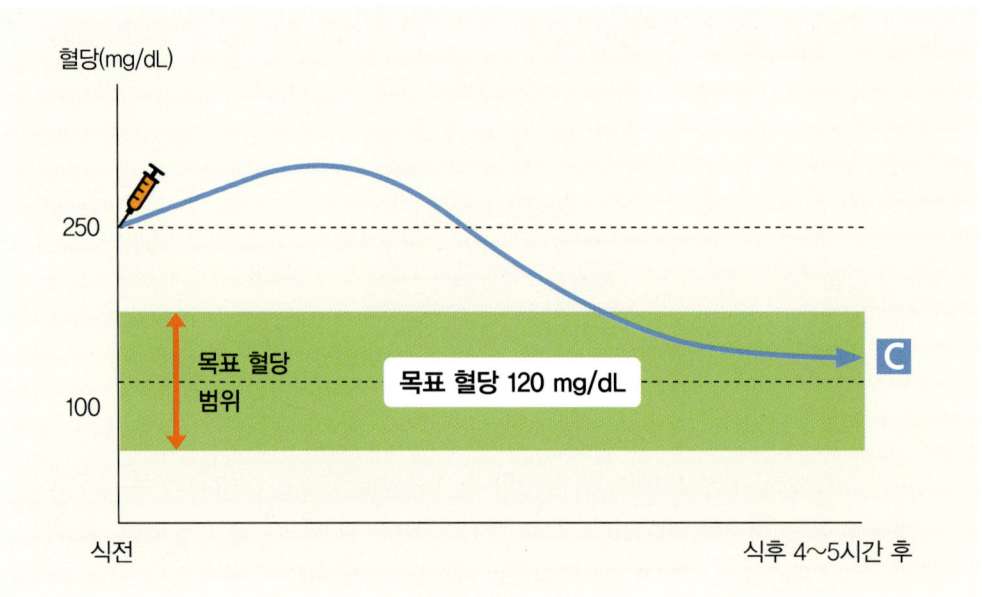

교정 계수는 다음의 계산식을 통해서 구할 수 있다.

$$\text{교정 계수} = \frac{1800}{\text{하루 총 인슐린 용량(U)}}$$

교정 계수 05

연습 문제 5 | 탄수화물 계수는 8 g/U, 교정 계수는 40 mg/dL이며, 목표 혈당은 140 mg/dL이다. 저녁으로 치즈 와퍼, 다이어트 콜라, 감자칩을 먹을 예정이다. 저녁 식전 혈당이 225 mg/dL로 높은데 초속효성 인슐린은 몇 단위를 주사해야 할까요?

식전 혈당	식사 인슐린	식사 섭취량	탄수화물	식후 4시간 혈당
225 mg/dL	140 mg/dL	치즈 와퍼	51 g	140 mg/dL
		감자칩		
		다이어트 콜라		
		총 탄수화물 섭취량	88 g	

> **정답**
> - 탄수화물 계수를 이용하여 식전 인슐린 용량을 계산한다.
>   식전 인슐린 용량 : 총 탄수화물 섭취량(88 g)/탄수화물 계수(8 g/U) = 11단위
> - 교정 계수를 이용하여 교정 인슐린 용량을 계산한다.
>   교정 인슐린 용량
>   : [현재 혈당(225) - 식전 목표 혈당(140)] ÷ 교정 계수(40) = 2단위
> - 식전 인슐린 용량에 교정 인슐린 용량을 더한다.
>   식전 인슐린 용량(11단위) + 교정 인슐린 용량(2단위) = 13단위
>   그러므로 총 13단위를 주사한다.

05 교정 계수

연습 문제 6 | 오후 3시에 걷기를 1시간하였고, 6시에 저녁 식사로 밥 2/3공기, 된장찌개, 불고기, 상추쌈, 나물반찬을 먹으려 한다. 탄수화물 계수는 9 g/U, 교정 계수는 40 mg/dL이며, 목표 혈당은 100 mg/dL이다. 5시 50분 혈당은 65 mg/dL인데 초속효성 인슐린 주사를 몇 단위 주사해야 할까요?

식전 혈당	식사 인슐린	식사 섭취량	탄수화물	식후 4시간 혈당
65 mg/dL	100 mg/dL	밥 2/3공기	46 g	100 mg/dL
		된장찌개		
		불고기		
		상추쌈, 나물반찬		
		총 탄수화물 섭취량	46 g	

정답

- 혈당 65 mg/dL는 저혈당이므로 탄수화물 15 g이 포함된 간식(사탕 3개 또는 주스 1/2잔 등)을 먼저 섭취한 다음 식사를 한다. 식사 직후 다음과 같이 계산하여 4단위를 주사한다.

① 탄수화물 계수를 이용하여 식전 인슐린 용량을 계산한다.
   식전 인슐린 용량 : 탄수화물 섭취량(46 g)/탄수화물 계수(9 g/U) = 5단위
② 교정 계수를 이용하여 교정 인슐린 용량을 계산한다.
   교정 인슐린 용량 : [목표 혈당(100) − 현재 혈당(65)] ÷ 교정 계수(40) = 1단위
③ 식전 인슐린 용량에 교정 인슐린 용량을 뺀다.
   식전 인슐린 용량(5단위) − 교정 인슐린 용량(1단위) = 4단위
   그러므로 총 4단위를 주사한다.

탄수화물 계수의 확인 및 조정　06

1 혈당 양상에 따른 그래프의 유형 및 식사 개선사항

혈당 양상에 따른 그래프 유형(A1)

그래프 유형	1. 목표 혈당 유지 2. 식전부터-식후 4~5시간 혈당 유지(±30 mg/dL 이내)			탄수화물 계수
	식전 혈당	식후 1~2시간 혈당	식후 4~5시간 혈당	
A1	○	○	○	적절
	이상적인 식사 인슐린 용량			

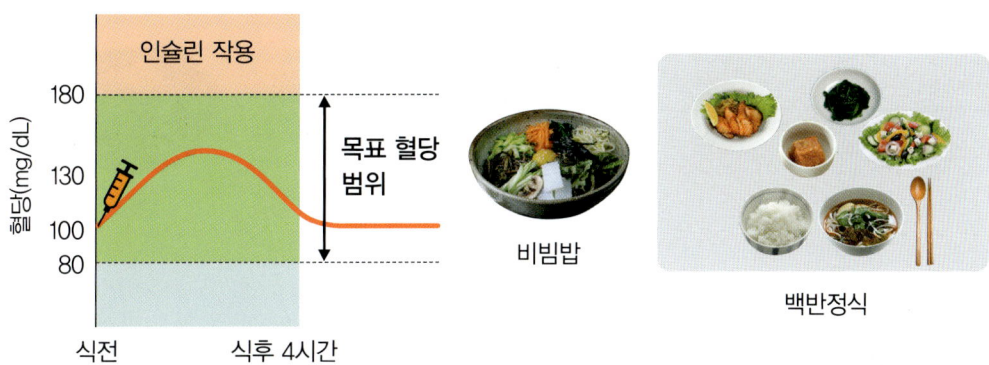

식사와 관련된 요인	식사 개선사항

규칙적으로 알맞은 양을 골고루 섭취하는 올바른 식습관을 유지한다.

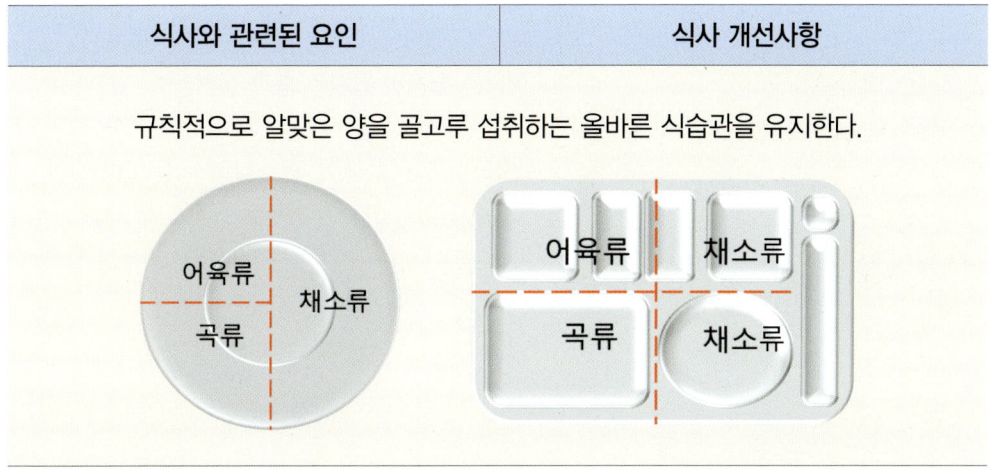

06 탄수화물 계수의 확인 및 조정

혈당 양상에 따른 그래프 유형(A2)

그래프 유형	1. 목표 혈당 유지 2. 식전부터-식후 4~5시간 혈당 유지(±30 mg/dL 이내)			탄수화물 계수
	식전 혈당	식후 1~2시간 혈당	식후 4~5시간 혈당	
A2	○	× (식후 최고 혈당이 목표 범위 초과)	○	적절

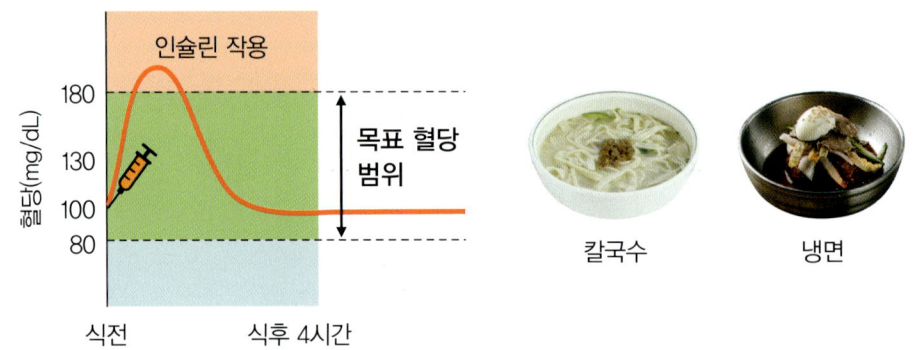

식사와 관련된 요인	식사 개선사항

• 빠른 식사 속도
• 당지수 높은 음식
	• 혈당을 천천히 올리는 습관 실천
	  – 천천히 식사
	  – 칼국수를 닭칼국수, 만두칼국수 등 단백질과 채소 섭취가 가능한 메뉴로 선택

탄수화물 계수의 확인 및 조정 06

혈당 양상에 따른 그래프 유형(B)

그래프 유형	1. 목표 혈당 유지 2. 식전부터–식후 4~5시간 혈당 유지(±30 mg/dL 이내)			탄수화물 계수
	식전 혈당	식후 1~2시간 혈당	식후 4~5시간 혈당	
B	○	○	× (식전 보다 식후 4~5시간 혈당 감소/저혈당)	부적절 (탄수화물 계수를 올린다.)

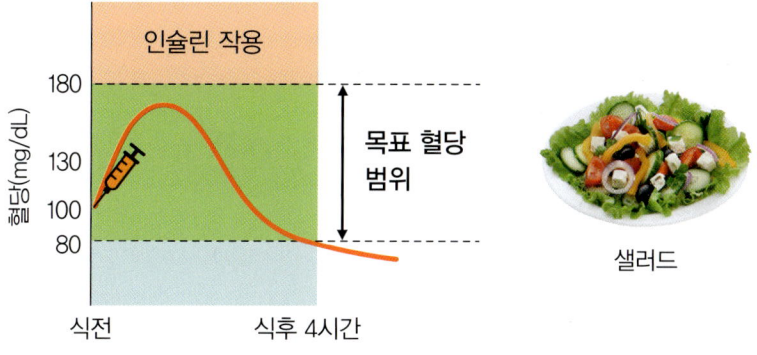

식사와 관련된 요인	식사 개선사항
• 탄수화물 섭취량 평소보다 부족 • 식후 4시간 이내 활동량 증가	• 빵 또는 과일 등 평소 탄수화물 섭취량 유지 • 샐러드에 야채외 계란, 닭가슴살, 불고기, 견과류, 올리브유 소스 사용 • 식후 활동량 증가 시 우유 등 섭취

06 탄수화물 계수의 확인 및 조정

혈당 양상에 따른 그래프 유형(C)

그래프 유형	1. 목표 혈당 유지 2. 식전부터-식후 4~5시간 혈당 유지(±30 mg/dL 이내)			탄수화물 계수
	식전 혈당	식후 1~2시간 혈당	식후 4~5시간 혈당	
C	○	× (목표 범위 초과)	× (식전 보다 식후 4~5시간 혈당이 상승)	부적절 (탄수화물 계수를 낮춘다.)

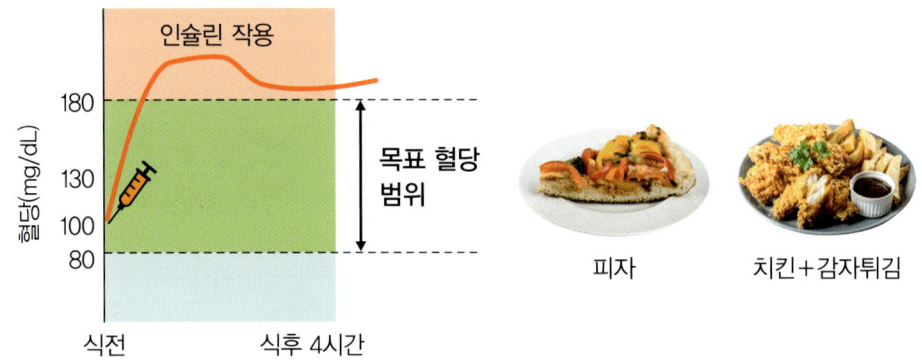

피자　　　치킨+감자튀김

식사와 관련된 요인	식사 개선사항
• 고지방, 고단백 식사 • 과식	• 섭취할 피자의 탄수화물 양 확인 후 그에 맞춘 탄수화물 계수 적용 • 피자도우 섭취 줄이기(씬피자) • 과식하지 않기 • 과식시 활동량 증가

06 탄수화물 계수의 확인 및 조정

혈당 양상에 따른 그래프 유형(참고)

그래프 유형	1. 목표 혈당 유지 2. 식전부터−식후 4~5시간 혈당 유지(±30 mg/dL 이내)			탄수화물 계수
	식전 혈당	식후 1~2시간 혈당	식후 4~5시간 혈당	
참고	○	× (식사 직후 혈당 감소)	× (식사 후 3~4시간 혈당이 상승)	해당없음

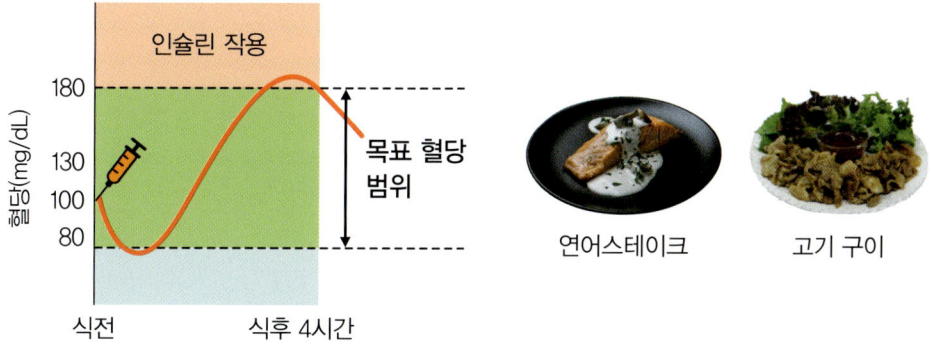

식사와 관련된 요인	식사 개선사항
• 단백질만 섭취하고 식사 인슐린 주입할 경우 • 탄수화물이 없는 고단백, 고지방 식사 • 위장관 운동이 감소된 경우	• 단백질만 먹을 경우에는 식사 인슐린을 식후에 주입 • 고기와 함께 적정량의 밥과 채소 섭취하기

06 탄수화물 계수의 확인 및 조정

2 단백질 및 지방의 섭취가 과다한 경우

대부분의 경우, 초속효성 인슐린의 용량은 탄수화물의 섭취량에 비례해 조정한다. 하지만 단백질과 지방의 섭취가 아주 많아 지연된 혈당 상승이 발생하는 경우에는 별도의 교정 용량 사용을 고려해야 한다.

단백질 위주의 식사(단백질 섭취량 40 g 이상)

단백질은 탄수화물보다는 천천히 소화 흡수되어 식후 약 90분~다음 끼니 전 혈당을 올린다. 단백질 위주의 식사를 할 경우 식전 탄수화물 기준 용량의 115~120%의 인슐린을 주사한다. 단, 탄수화물 없이 단백질만 75 g 미만으로 섭취한 경우는 인슐린 용량 조정은 하지 않는다.

구분	1인분량(g)	탄수화물(g)	단백질(g)	지방(g)	에너지(kcal)
안심구이정식	안심(200 g)	69	70	10	646
닭곰탕+밥 1공기	닭곰탕(650 g)	87	78	18	822

※ 단백질 40 g에 해당하는 식품의 양

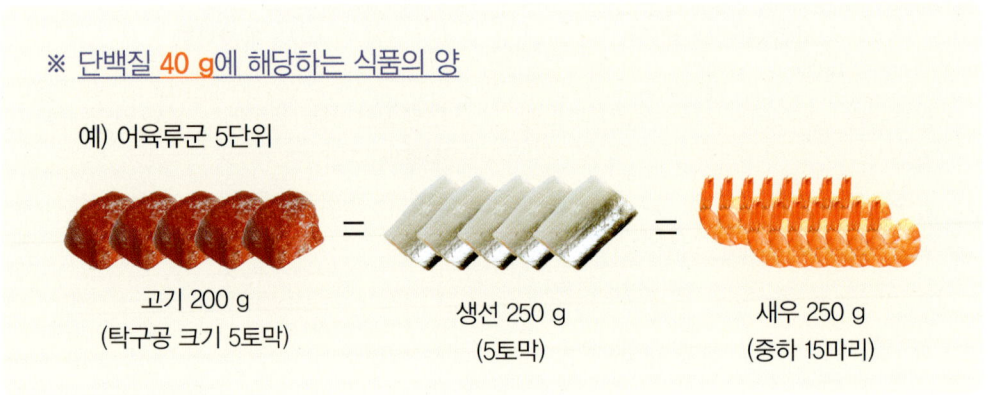

예) 어육류군 5단위

고기 200 g (탁구공 크기 5토막) = 생선 250 g (5토막) = 새우 250 g (중하 15마리)

탄수화물 계수의 확인 및 조정 06

지방 위주의 식사(지방 섭취량 40 g 이상)

과도한 지방 섭취는 체중 증가와 식후 2시간 이후~다음 끼니 전 높은 혈당에 영향을 줄 수 있다. 지방 위주의 식사를 할 경우 식전에 탄수화물 기준 용량의 100% 주사 후, 식후 1~3시간 사이에 30~35%의 인슐린을 추가로 주사한다.

구분	1인분량(g)	탄수화물(g)	단백질(g)	지방(g)	에너지(kcal)
채소튀김	150	55	5	40	600
아보카도 샌드위치	300	49	10	41	605

※ <u>지방 40 g에 해당하는 식품의 양</u>

예) 어육류군(고지방) 5단위
   → 삼겹살 200 g = 갈비 200 g(소 5토막) = 닭다리 200 g(5개)

예) 어육류군(고지방) 3단위+지방군 2단위+우유군 1단위
   → 베이컨 2.5장+치즈 1.5장+땅콩 버터 2스푼+우유 1잔

단백질, 지방 위주의 식사(단백질, 지방 각 40 g 이상 섭취)

식전에 탄수화물 기준 용량의 115~120% 주사 후, 식후 1~3시간 사이에 30~35%의 인슐린을 추가로 주사한다.

구분	1인분량(g)	탄수화물(g)	단백질(g)	지방(g)	에너지(kcal)
삼겹살+밥 1공기	삼겹살(200 g)	70	46	40	824
소갈비구이+밥 1공기	갈비(200 g)	70	51	67	1087
닭튀김	300 g	35	69	46	830
햄버거(더블버거)	1개	49	47	57	897

06 탄수화물 계수의 확인 및 조정

어육류군, 우유군, 지방군의 식품 종류와 단백질, 지방 함량(1교환단위)

식품군		열량(kcal)	당질(g)	단백질(g)	지방(g)	식품 중량(g)
어육류군	저지방	50	–	8	2	닭고기, 살 40 g (소 1토막) / 돼지고기, 살 40 g (로스용 1장) / 가자미 50 g (소 1토막) / 멸치 15 g (잔것 1/4컵) / 북어 15 g (1/2토막)
	중지방	75	–	8	5	쇠고기, 등심 40 g (로스용 1장) / 고등어 50 g (소 1토막) / 갈치 50 g (소 1토막) / 검정콩 20 g (2큰술) / 두부 80 g (1/5모)
	고지방	100	–	8	8	닭고기, 껍질포함 40 g(닭다리 1개) / 삼겹살 40 g / 참치통조림 50 g (1/3컵) / 유부 30 g (5장) / 치즈 30 g (1.5장)
우유군	일반	125	10	6	7	흰 우유 1컵(200 mL) / 저지방 우유 1팩(200 mL) / 두유 1팩(200 mL) / 플레인요거트 (110 g)
	저지방	80	10	6	2	
지방군		45	–	–	5	참기름 1작은스푼(5 g) / 호두 중 1.5개(8 g) / 땅콩 8개(8 g) / 이탈리안 드레싱 10 g (2작은 스푼) / 마요네즈 1작은스푼(5 g)

★ 식품의 무게와 영양소 함량은 다릅니다!

Chapter 7

추세 화살표
(Guardian Connect, Dexcom G6/G7 기기용)

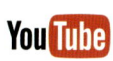  대한당뇨병학회
당뇨병의 정석 채널
재생목록 검색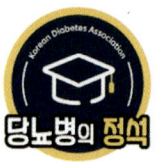

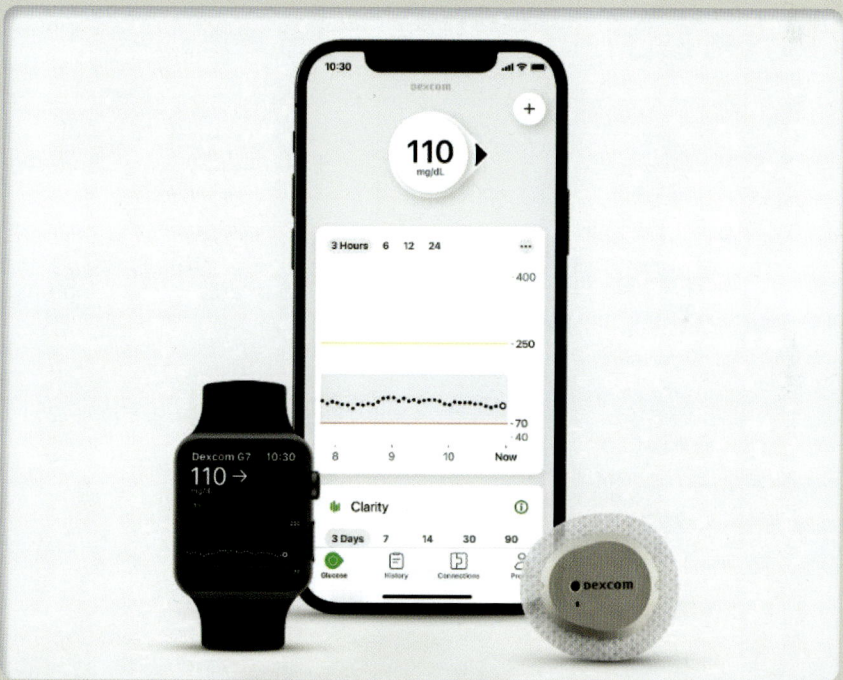

함께 볼만한 영상들 |  추세 화살표의 활용
(당뇨병 캠프 영상)

01 추세 화살표란?

추세 화살표는 혈당이 얼마나 빠르게 상승 또는 하락하는지 그 속도와 방향을 보여준다. 추세 화살표를 통해 혈당 변화의 흐름을 파악하고 저혈당과 고혈당을 예측하여 미리 대처할 수 있게 해준다. 일반적으로 15분 혹은 30분 후의 혈당을 주로 예측하는 용도로 많이 사용한다.

표 1 | 추세 화살표에 따른 혈당 변화 예측(덱스콤/가디언 커넥트)

추세 화살표			15분 후 혈당 변화 예측치	30분 후 혈당 변화 예측치
덱스콤 G6/G7		가디언 커넥트		
↑↑	○	↑↑↑	+ 45 mg/dL	+ 100 mg/dL
↑	○	↑↑	+ 30 mg/dL	+ 75 mg/dL
↗	○	↑	+ 15 mg/dL	+ 50 mg/dL
→	○		현재 혈당 일정하게 유지	
↘	○	↓	− 15 mg/dL	− 50 mg/dL
↓	○	↓↓	− 30 mg/dL	− 75 mg/dL
↓↓	○	↓↓↓	− 45 mg/dL	− 100 mg/dL

추세 화살표를 이용한 식전 초속효성 인슐린 용량 및 대처법   02

더욱 세밀한 조절을 위해서는 일반적으로 식사하기 전

① 섭취할 탄수화물 양에 따른 식사 인슐린 양(인슐린 탄수화물비: insulin to carbohydrate ratio, ICR기준으로 계산)
② 목표 혈당과 차이만큼 필요한 인슐린 양(교정 용량) 이외에도
③ 추세 화살표 방향에 따른 교정 용량을 결정하는 것이 필요하다. 따라서 식전 혈당에 따른 교정 용량에 더해 추세 화살표에 따라 혈당 변화를 미리 예측하여 초속효성 인슐린을 증량 혹은 감량한다.

추세 화살표를 가장 유용하게 사용하는 방법 중 하나는, 표 1을 참고해 30분 후의 혈당 예측치를 구하고(측정된 현재의 혈당에 50, 75, 100을 더하거나 뺀다. 경험적으로 이것이 너무 민감한 경우 30, 60을 더하거나 뺄 수도 있다). 교정 용량을 현재의 혈당이 아닌 30분 후(너무 민감한 경우 15분 후)의 혈당을 기준으로 적용하는 것이다.

교정 단위(교정 볼러스)

예 1 : 식전 혈당 측정치 250 mg/dL, 추세 화살표 ↑↑
 → 30분 후 예측 혈당 350 mg/dL
  ★ 목표 ____ 초과 → 교정 용량 ____ 단위 추가

예 2 : 식전 혈당 측정치 120 mg/dL, 추세 화살표 ↗
 → 30분 후 예측 혈당 170 mg/dL
  ★ 목표 ____ 초과 → 교정 용량 ____ 단위 추가

※ 과도하게 교정되는 경우는 30분이 아닌 15분 후 예측 혈당을 기준으로 한다.

02 추세 화살표를 이용한 식전 초속효성 인슐린 용량 및 대처법

표 2 | 추세 화살표를 이용한 식전 교정 용량 조정(덱스콤/가디언 커넥트)

추세 화살표		30분 후 혈당 변화 예측치	교정 계수에 따른 인슐린 용량 조정			
덱스콤 G6/G7	가디언 커넥트		75 이상	50~74	25~49	24 이하
↑↑	↑↑↑	+100 mg/dL	+1.5(0.5)	+2.0(1)	+3.5(1.5)	+4.5(2)
↑	↑↑	+75 mg/dL	+1(0.5)	+1.5(0.5)	+2.5(1)	+3.5(1.5)
↗	↑	+50 mg/dL	+0.5(0)	+1(0.5)	+1.5(0.5)	+2.5(1)
→			추가 없음			
↘	↓	−50 mg/dL	−0.5(1)	−1(1.5)	−1.5(2.5)	−2.5(4)
↓	↓↓	−75 mg/dL	−1(1.5)	−1.5(2.5)	−2.5(4)	−3.5(5.5)
↓↓	↓↓↓	−100 mg/dL	−1.5(2.5)	−2.0(3.5)	−3.5(5)	−4.5(7)

※ 공복, 또는 이전 식사 4시간 이후에 적용한다.

★ 저혈당 위험이 높은 경우 괄호 속의 숫자를 사용
  예: • 취침 전에 식사 없이 교정 단위만 사용하는 경우
     • 저혈당 무감지증이 있는 경우
     • 평소 저혈당이 자주 있는 경우

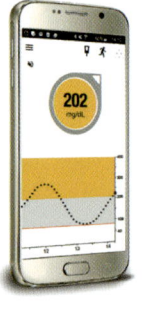
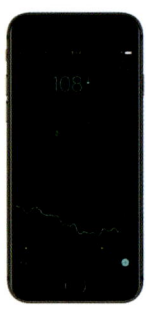

추세 화살표를 이용한 식전 초속효성 인슐린 용량 및 대처법 02

표 3 | 간소화된 식전 혈당에 따른 식사 인슐린 용량 조절 방법
(개별화된 식전 혈당의 목표가 100~140 mg/dL인 경우)

※ 참고: 또다른 방법으로, 식전 혈당이 미리 정한 목표보다 높은지, 낮은지에 따라 아래의 표 3과 같이 적용할 수도 있다.

식전 혈당이 목표 보다 높음 (>140 mg/dL)	식전 혈당이 목표 범위 해당 (100~140 mg/dL)	식전 혈당이 목표보다 낮음 (<100 mg/dL)
기준 인슐린 용량(ICR) + 목표 혈당과 차이만큼 교정 용량 + 추세 화살표 교정 용량	기준 인슐린 용량 + 추세 화살표 교정 용량	❶ 자가혈당측정 → 저혈당(<70 mg/dL) : 당질 15 g 섭취 ❷ 식사하기 ❸ 식사 직후 기준 인슐린 용량에서 1~2단위 줄여 주사

02 추세 화살표를 이용한 식전 초속효성 인슐린 용량 및 대처법

예제 다회 인슐린 치료를 하고 있는 45세 회사원이다. 점심 식전 혈당이 180 mg/dL이고 구내 식당에서 밥 1공기(69 g), 감자국(11.5 g)을 포함한 식사를 하려고 한다. 식후 운동을 할 수 없으며 식전 목표 혈당은 130 mg/dL, 탄수화물 계수는 10 g, 교정 계수는 50 mg/dL, 가디언/덱스콤의 추세 화살표가 (↑↑↑/↑↑)일 경우 몇 단위의 인슐린 주사가 필요한가요?

❶ 기준 용량 : 80.5(탄수화물 섭취량) ÷ 10(탄수화물 계수) = 8단위
❷ 교정 용량 : [180(현재 혈당) − 130(목표 혈당)] ÷ 50(교정 계수) = 1단위
❸ 추세 화살표 교정 용량 : 100(추세 화살표) ÷ 50(교정 계수) = 2단위(표 참조)
  ⋯ ❶ 8 + ❷ 1 + ❸ 2 = 11단위

※ 식전에 급격한 상승 추세 화살표(↑↑↑/↑↑)를 보이는 경우 초속효성 인슐린을 10~20분 전에 미리 주사할 수 있다. 그리고 식전 고혈당은 간식 섭취가 원인인 경우가 많으므로 식사 전 간식은 피하는 것이 좋다.

예제 최근 저혈당이 자주 발생하는 73세 환자분으로 다회 인슐린 치료를 하고 있다. 식전 혈당이 240 mg/dL이고 식사로 야채죽(50 g)을 먹으려고 한다. 식전 목표 혈당은 140 mg/dL, 탄수화물 계수는 20 g, 교정 계수는 50일 때 덱스콤의 추세 화살표가 ↓로 보일 경우 몇 단위의 인슐린 주사가 필요한가요?

❶ 기준 용량 : 50(탄수화물 섭취량) ÷ 20(탄수화물 계수) = 2.5단위
❷ 교정 용량 : [240(현재 혈당) − 140(목표 혈당)] ÷ 50(교정 계수) = 2단위
❸ 추세 화살표 교정 용량 : −75(추세 화살표) ÷ 50(교정 계수) = −1.5단위
  저혈당 예방을 위해 −2.5 단위 적용
  ⋯ ❶ 2.5 + ❷ 2 − ❸ 2.5 = 2단위

추세 화살표를 이용한 '식후 2~4시간' 인슐린 용량 조정 및 대처법 03

식사 후 2시간 이내로 최고 혈당이 목표 범위 안에서 도달하고, 4시간 후에는 식전과 비슷한 수준의 혈당을 유지하는 것이 이상적인 혈당 곡선이다. 만약 탄수화물의 양과 인슐린-탄수화물 비를 이용해 계산한 식전 초속효성 인슐린의 용량을 적절하게 사용하고도 식후 2시간 이후까지 혈당이 지속적으로 상승하는 추세를 보일 경우에는, 식후 2~4시간에도 별도의 교정 용량이 추가로 필요할 수 있다.

이러한 현상이 나타나는 경우는 음식물의 종류, 인슐린의 활성 시간이나 환자의 소화 기능에 따라 혈당 변동이 급격하게 일어나기 때문인 경우가 많다. 대표적인 예로, 많은 양의 지방(일반적으로 지방 40 g 이상이 함유된 음식: Chapter 2, Chapter 4 참조)이 포함된 음식을 섭취하는 경우 탄수화물만 섭취한 것에 비해 많게는 2배 가량의 인슐린이 요구되기도 하며, 이 경우 혈당 상승은 탄수화물 위주의 식사에 비해 늦게 시작되어 오랜 시간 지속되게 된다. 이러한 경우 추세 화살표를 이용하여 식사 2~4시간째에 추가로 교정 용량을 사용한다면 더 안전하고 세밀한 조절이 가능하다.

많은 양의 지방이 함유된 음식을 섭취해 일어난 고혈당은 다음 날 아침까지 지속되어, 적절한 지속성 인슐린의 사용에도 불구하고 야간 및 아침의 심한 고혈당을 일으킬 수 있다. 이러한 경우 지속성 인슐린을 조정하는 것보다, 지방 섭취가 위와 같이 예외적으로 많았던 경우에 한해 식사 2~4시간째의 추가 교정 용량을 사용하는 경우가 혈당의 변동성을 줄이는 것에 유리할 것이다(Chapter 2, Chapter 4 참조).

또한 추세 화살표는 식전 초속효성 인슐린의 용량을 적절하게 사용하고도 식후 2~4시간째에 과도하게 혈당이 떨어지는 추세를 보이는 경우, 저혈당이 발생하기 전이 미리 대처하여 저혈당을 예방하는 것에도 유용하게 사용할 수 있다.

03 추세 화살표를 이용한 '식후 2~4시간' 인슐린 용량 조정 및 대처법

1 고혈당 예방

덱스콤, 가디언 커넥트 사용자

- 식전 인슐린 투여 후 2시간 이내에는 추가 투여하지 않는다.

식후 2~4시간째 혈당	추세 화살표 방향에 따른 권고사항
> 250 mg/dL	↑, ↑↑ (덱스콤) / ↑↑, ↑↑↑ (가디언)
	• 자가혈당측정기로 혈당 수치 확인 • 목표 혈당과 차이만큼에 대한 교정 용량을 계산하여 초속효성 인슐린을 조정하여 추가 주사* • 추가 주사 1시간 후에도 화살표가 ↑↑/↑↑↑ ⋯▸ 추가 초속효성 인슐린 주사* ⋯▸ 인슐린 펌프인 경우 새로 교체할 것
150~250 mg/dL	↑, ↑↑ (덱스콤) / ↑↑, ↑↑↑ (가디언)
	• 목표 혈당과 차이만큼에 대한 교정 용량을 계산하여 초속효성 인슐린을 조정하여 추가 주사*

★ 식후 2시간 후 : 추가 계산한 교정 용량의 50%만 투여
식후 3시간 후 : 추가 계산한 교정 용량의 75%만 투여
식후 4시간 후 : 추가 계산한 교정 용량의 100% 투여 가능

추세 화살표를 이용한 '식후 2~4시간' 인슐린 용량 조정 및 대처법 03

2 저혈당 예방

덱스콤, 가디언 커넥트 사용자

- 단순당 섭취 후 혈당 100~140 mg/dL을 유지하도록 한다.

식후 2~4시간째 혈당	추세 화살표 방향에 따른 권고사항
\> 250 mg/dL	↘, ↓ (덱스콤) / ↓, ↓↓ (가디언) • 단순당 15 g 섭취 주스 1/2컵 = 콜라 1/2캔 = 사탕 3~4개 ⋯ 20분 후 연속혈당 수치 확인할 것 ⋯ 계속 혈당이 70 mg/dL보다 낮으면서 화살표가 아래쪽을 향할 경우 자가혈당측정기로 혈당 수치를 확인하고 단순당 15 g 추가 섭취 ⋯ 연속혈당 수치가 계속 감소하거나 기대만큼 오르지 않을 경우, 자가혈당측정기로 혈당 수치를 재확인하고 15분마다 연속혈당 수치를 확인
150~250 mg/dL	⇓ (덱스콤) / ↓↓↓ (가디언) • 위 권장사항을 따르거나 단순당 30 g 섭취

03. 추세 화살표를 이용한 '식후 2~4시간' 인슐린 용량 조정 및 대처법

예제 다회 인슐린 치료를 하는 65세 환자이다. 저녁에 친구분들과 식사로 냉면과 갈비를 먹었고 식전에 초속효성 인슐린은 기준 용량 7단위만 투여했다. 식후 2시간 혈당이 360 mg/dL으로 높았고 식전 목표 혈당은 120 mg/dL, 탄수화물 계수는 10 g, 교정 계수는 40, 가디언 커넥트 추세 화살표의 방향이 ↑↑로 나타날 때 어떻게 해야 하나요?

❶ 자가혈당측정기로 혈당 수치를 확인한다.

❷ 올라간 만큼에 대한 교정 용량을 계산하여 초속효성 인슐린을 조정하여 추가 주사할 수 있다.

  [360(현재 혈당) − 200(식후 목표 혈당)] ÷ 40(교정 계수) = 4단위

  ⋯▶ 식후 2시간은 추가 계산된 교정 용량의 50%만 투여하므로 2단위 투여한다.

※ 추가 주사를 한 후에는 연속혈당측정기로 혈당 수치를 확인하며 저혈당을 예방하도록 한다.

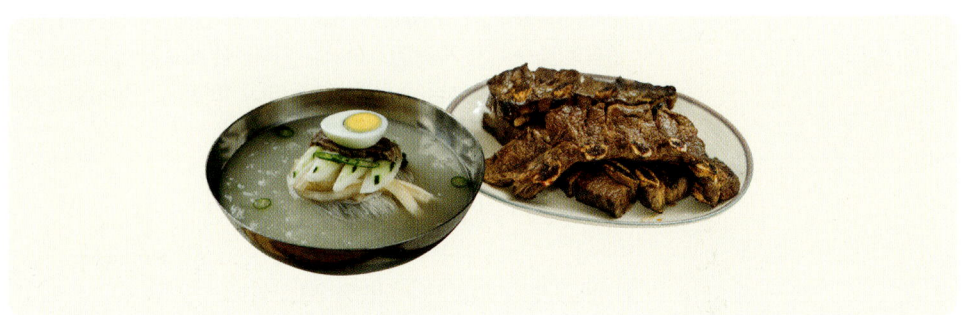

추세 화살표를 이용한 운동 전의 준비 방법 04

운동 후의 혈당 변화는 운동의 유형과 강도에 따라 다를 수 있다. 걷기나 자전거 타기, 조깅과 같은 유산소 운동 직후에 혈당은 대부분 떨어지지만 중량을 버티는 저항성 운동 등은 오히려 혈당이 일시적으로 올라갈 수도 있다. 또 계획보다 시간과 강도가 늘어날 경우 저혈당에 대한 주의도 필요하다. 연속혈당측정기와 추세 화살표는 이런 변화에 대해 적절한 대응이 가능하므로 적절하고 안전하게 혈당을 유지하는데 도움이 된다.

추세 화살표를 이용한 운동 준비에 관해 알아봅시다.

일반적 권고

- 식후 1시간 뒤 운동하는 것을 권장한다.
- 공복에 운동을 하거나, 고강도로 장시간 운동 시 저혈당이 발생할 수 있다.
- 운동 전 혈당이 250 mg/dL 이상으로 높으면 운동은 피하도록 한다. 고혈당이 계속될 때 운동을 하면 오히려 혈당이 올라가기 때문이다.

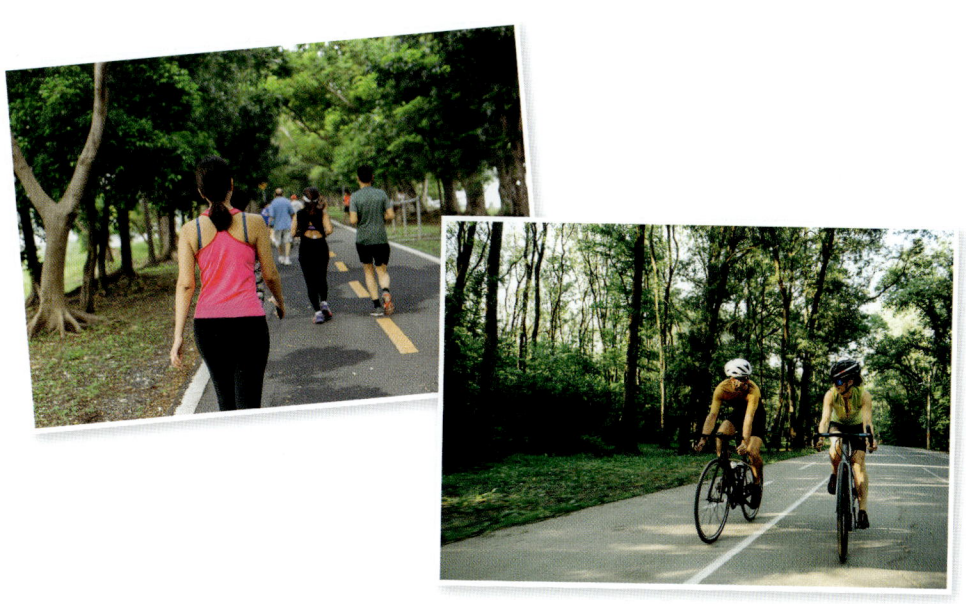

04 추세 화살표를 이용한 운동 전의 준비 방법

가디언 커넥트

운동 전 혈당 (mg/dL)	추세 화살표 방향	화살표 방향에 따른 권고사항
< 100	↑↑↑, ↑↑, ↑	• 운동하지 않기 • 혈당이 100 mg/dL 이상 될 때까지 대기
	↓	• 운동하지 않기 • 탄수화물 15 g 함유 간식을 섭취
	↓↓, ↓↓↓	• 운동하지 않기 • 탄수화물 30 g 함유 간식을 섭취
100~180	↑↑↑, ↑↑, ↑	• 저혈당 주의하여 30분마다 연속혈당 수치 확인하며 운동하기
	↓	• 저혈당 주의하여 30분마다 연속혈당 수치 확인 • 탄수화물 15 g 함유 간식을 섭취 고려
	↓↓, ↓↓↓	• 저혈당 주의하여 30분마다 연속혈당 수치 확인 • 탄수화물 30 g 함유 간식을 섭취 고려
181~250	↑↑↑, ↑↑, ↑	• 저혈당 주의하여 30분마다 연속혈당 수치 확인하며 운동하기
	↓	• 저혈당 주의하여 30분마다 연속혈당 수치 확인하며 운동하기
	↓↓, ↓↓↓	• 저혈당 주의하여 30분마다 연속혈당 수치 확인 • 탄수화물 15 g 함유 간식을 섭취 고려
> 250	↑↑↑, ↑↑, ↑	• 운동하지 않기 • 혈당을 180 mg/dL 이하로 교정
	↓, ↓↓, ↓↓↓	• 운동하지 않기 • 혈당이 250 mg/dL 이하 될 때까지 대기

추세 화살표를 이용한 운동 전의 준비 방법 04

덱스콤

운동 전 혈당 (mg/dL)	추세 화살표 방향	화살표 방향에 따른 권고사항
< 100	⬆⬆, ⬆, ↗	• 운동하지 않기 • 혈당이 100 mg/dL 이상 될 때까지 대기
	➡, ↘	• 운동하지 않기 • 탄수화물 15 g 함유 간식을 섭취
	⬇, ⬇⬇	• 운동하지 않기 • 탄수화물 30 g 함유 간식을 섭취
100~180	⬆⬆, ⬆, ↗	• 저혈당 주의하여 30분마다 연속혈당 수치 확인하며 운동하기
	➡, ↘	• 저혈당 주의하여 30분마다 연속혈당 수치 확인 • 탄수화물 15 g 함유 간식을 섭취 고려
	⬇, ⬇⬇	• 저혈당 주의하여 30분마다 연속혈당 수치 확인 • 탄수화물 30 g 함유 간식을 섭취 고려
181~250	⬆⬆, ⬆, ↗	• 저혈당 주의하여 30분마다 연속혈당 수치 확인하며 운동하기
	➡, ↘	• 저혈당 주의하여 30분마다 연속혈당 수치 확인하며 운동하기
	⬇, ⬇⬇	• 저혈당 주의하여 30분마다 연속혈당 수치 확인 • 탄수화물 15 g 함유 간식을 섭취 고려
> 250	⬆⬆, ⬆, ↗, ➡	• 운동하지 않기 • 혈당을 180 mg/dL 이하로 교정
	↘, ⬇, ⬇⬇	• 운동하지 않기 • 혈당이 250 mg/dL 이하 될 때까지 대기

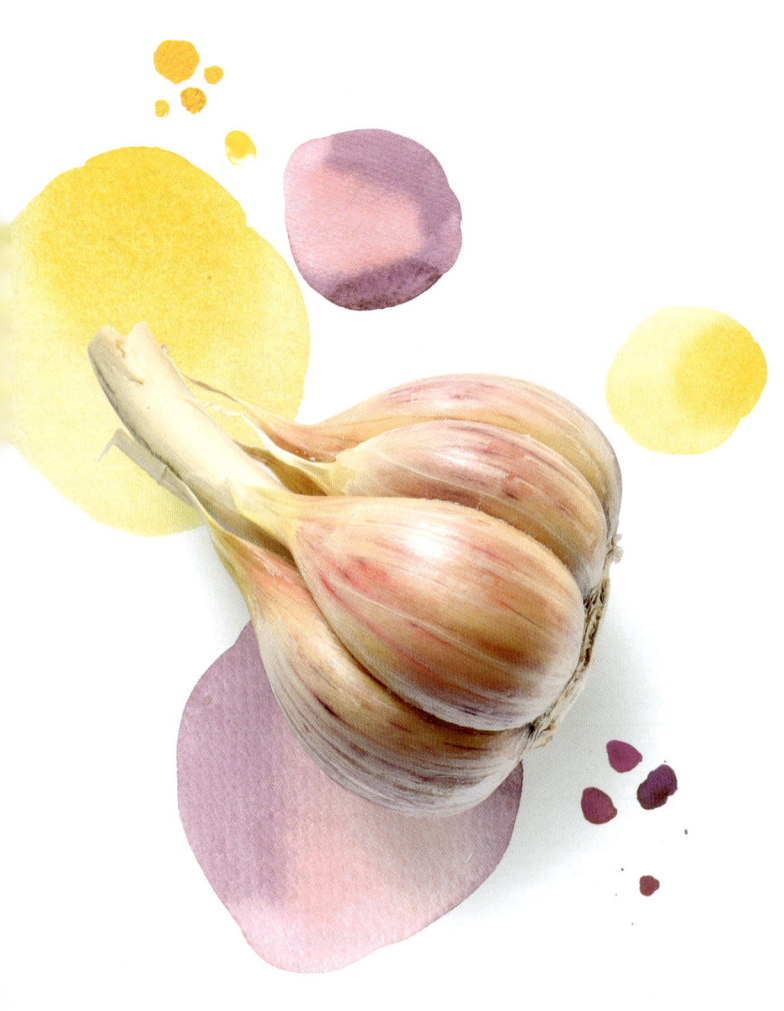

Chapter 8

추세 화살표
(FreeStyle Libre, 케어센스 에어 기기용)

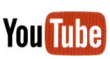

대한당뇨병학회
당뇨병의 정석 채널
재생목록 검색

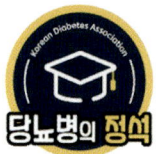

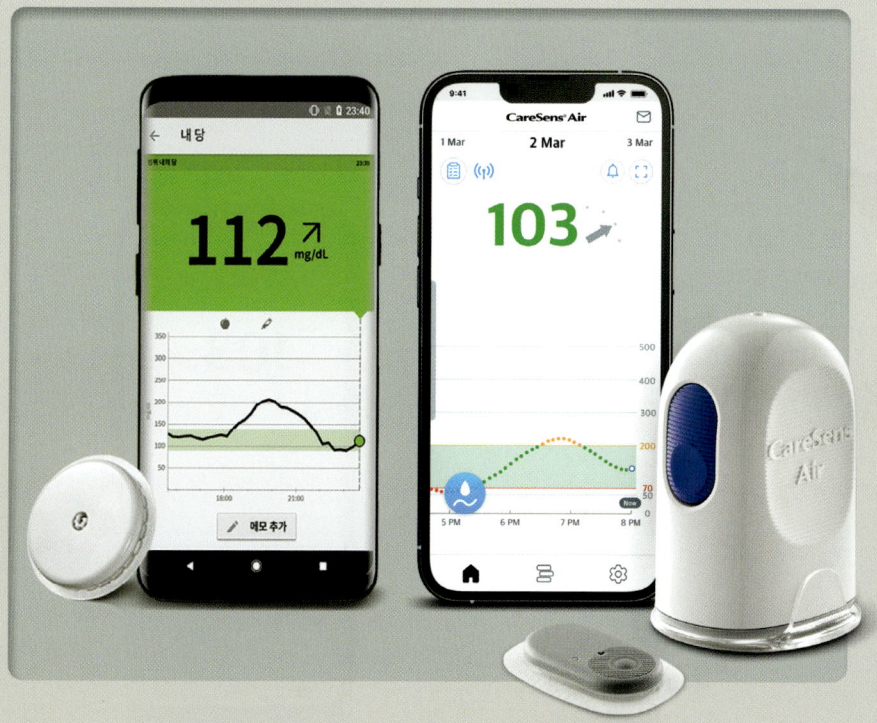

함께 볼만한 영상들 |  추세 화살표의 활용
(당뇨병 캠프 영상)

01 추세 화살표란?

표 1 | 추세 화살표에 따른 혈당 변화 예측(케어센스 에어/리브레)

추세 화살표 방향		30분 후 혈당 변화 예측치
케어센스 에어	리브레	
↑	↑	+75 mg/dL(약 60 mg/dL 이상 상승)
↗	↗	+50 mg/dL(약 30~60 mg/dL 상승)
→	→	현재 혈당이 일정하게 유지
↘	↘	-50 mg/dL(약 30~60 mg/dL 감소)
↓	↓	-75 mg/dL(약 60 mg/dL 이상 감소)

위와 같이 50, 75, 100(혹은 30, 60)이라는 숫자를 기억하여 스스로 혈당에 숫자를 더해 기준 혈당을 구하는 방법도 있고, 아래의 표2, 3에 이미 계산된 교정 용량을 적용하는 방법도 있다.

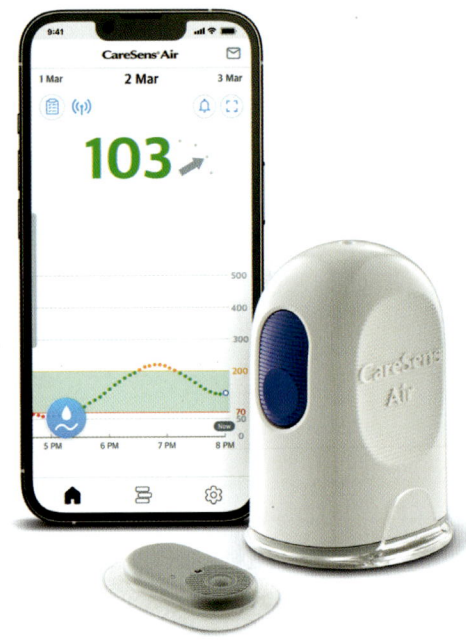

추세 화살표를 이용한 식전 초속효성 인슐린 용량 및 대처법 02

표 2 | 추세 화살표를 이용한 식전 교정 용량 조정

추세 화살표		30분 후 혈당 변화 예측치	교정 계수에 따른 인슐린 용량 조정			
케어센스 에어	리브레		75 이상	50~74	25~49	24 이하
↑	↑	+75 mg/dL	+1(0.5)	+1.5(0.5)	+2.5(1)	+3.5(1.5)
↗	↗	+50 mg/dL	+0.5(0)	+1(0.5)	+1.5(0.5)	+2.5(1)
→	→	추가 없음				
↘	↘	-50 mg/dL	-0.5(1)	-1(1.5)	-1.5(2.5)	-2.5(4)
↓	↓	-75 mg/dL	-1(1.5)	-1.5(2.5)	-2.5(4)	-3.5(5.5)

※ 공복, 또는 이전 식사 4시간 이후에 적용한다.

★ 저혈당 위험이 높은 경우 괄호 속의 숫자를 사용
  예: • 취침 전에 식사 없이 교정 단위만 사용하는 경우
    • 저혈당 무감지증이 있는 경우
    • 평소 저혈당이 자주 있는 경우

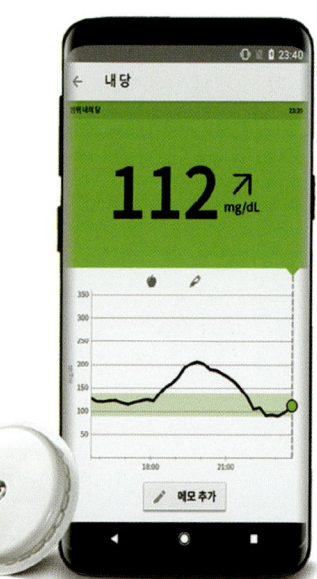

02 추세 화살표를 이용한 식전 초속효성 인슐린 용량 및 대처법

교정 단위(교정 볼러스)

예 1 : 식전 혈당 측정치 250 mg/dL, 추세 화살표 ↑
　　⋯ 30분 후 예측 혈당 325 mg/dL
　　★ 목표 ＿＿초과 → 교정 용량 ＿＿단위 추가

예 2 : 식전 혈당 측정치 120 mg/dL, 추세 화살표 ↗
　　⋯ 30분 후 예측 혈당 170 mg/dL
　　★ 목표 ＿＿초과 → 교정 용량 ＿＿단위 추가

※ 표 1의 기준대로 할 때 과도하게 교정되는 경우 화살표 ↗는 30, ↑는 60을 더하고, 화살표 ↘는 30, ↓는 60을 뺀다. 이러한 방법으로 조정하는 것을 계산한 결과를 정리한 것이 표 2의 숫자들이다. 위와 같이 50, 75(혹은 30, 60)이라는 숫자를 기억하여 스스로 혈당에 숫자를 더해 기준 혈당을 구하는 방법도 있고, 표 2의 이미 계산된 교정 용량을 적용하는 방법도 있다.

추세 화살표를 이용한 식전 초속효성 인슐린 용량 및 대처법 02

표 3 | 간소화된 추세 화살표 사용법

※ 참고: 또다른 방법으로, 식전/마지막 볼러스 4시간 이후에 추세 화살표에 따라 아래의 표 3과 같이 적용할 수도 있다.

추세 화살표		< 70 mg/dL	70~180 mg/dL	> 180 mg/dL
케어센스 에어	리브레			
↑, ↗	↑, ↗	• 자가혈당측정기로 혈당검사 • 저혈당 교정 (15 g 당질) • 15분 후 다시 스캔 • 저혈당 지속 시 자가혈당측정기로 다시 혈당검사	• 식전 초속효성 인슐린 총량 (교정 용량 포함)을 10~20% 증량	• 식전 초속효성 인슐린 총량 (교정 용량 포함)을 10~20% 증량
→	→		• 개별적 목표 혈당 이상이라면 교정 용량 추가	• 교정 용량 추가
↓, ↙	↓, ↙		• 식전 초속효성 인슐린 총량을 10~20% 감량 (100 mg/dL 이하 시 추가 간식 및 스캔)	• 식전 초속효성 인슐린 총량을 10~20% 감량

02 추세 화살표를 이용한 식전 초속효성 인슐린 용량 및 대처법

예제 다회 인슐린 치료를 하고 있는 30세 대학원생이다. 점심 식전 혈당이 110 mg/dL이고 식사로 치즈버거 1개(32 g)와 콜라 200 mL(23 g)를 먹으려고 한다. 식전 목표 혈당은 120 mg/dL, 탄수화물 계수는 11 g, 교정 계수는 50 mg/dL, 리브레의 추세 화살표가 ↑일 경우 몇 단위의 인슐린 주사가 필요한가요?

❶ 기준 용량 : 55(탄수화물 섭취량) ÷ 11(탄수화물 계수) = 5단위
❷ 교정 용량 : 식전 혈당이 목표 범위에 해당하여 교정 용량은 필요없다.
❸ 추세 화살표 교정 용량 : 75(추세 화살표) ÷ 50(교정 계수) = 1.5단위(표 참조)
⋯▶ ❶ 5 + ❷ 0 + ❸ 1.5 = 6.5단위

※ 0.5단위씩 조정할 수 있는 휴마로그 HD 펜을 이용할 수 있다.

추세 화살표를 이용한 '식후 2~4시간' 인슐린 용량 조정 및 대처법 03

1 고혈당 예방

케어센스 에어, 리브레 사용자

- 식전 인슐린 투여 후 2시간 이내에는 추가 투여하지 않는다.

식후 2~4시간째 혈당	추세 화살표 방향에 따른 권고사항
> 250 mg/dL	⬆(케어센스 에어)/↑(리브레)
	• 자가혈당측정기로 혈당 수치 확인 • 목표 혈당과 차이만큼에 대한 교정 용량을 계산하여 초속효성 인슐린을 조정하여 추가 주사★ • 추가 주사 1시간 후에도 화살표가 ⬆/↑ ⋯▸ 자가혈당측정기로 혈당 수치 확인 ⋯▸ 추가 초속효성 인슐린 주사★ ⋯▸ 인슐린 펌프인 경우 새로 교체할 것
	↗(케어센스 에어)/↗(리브레)
	• 목표 혈당과 차이만큼에 대한 교정 용량을 계산하여 초속효성 인슐린을 조정하여 추가 주사★ • 1시간 후 연속혈당 수치 확인할 것
150~250 mg/dL	⬆, ↗(케어센스 에어)/↑, ↗(리브레)
	• 목표 혈당과 차이만큼에 대한 교정 용량을 계산하여 초속효성 인슐린을 조정하여 추가 주사★

★ 식후 2시간 후 : 추가 계산한 교정 용량의 50%만 투여
  식후 3시간 후 : 추가 계산한 교정 용량의 75%만 투여
  식후 4시간 후 : 추가 계산한 교정 용량의 100% 투여 가능

03 추세 화살표를 이용한 '식후 2~4시간' 인슐린 용량 조정 및 대처법

2 저혈당 예방

케어센스 에어, 리브레 사용자

- 단순당 섭취 후 혈당 100~140 mg/dL을 유지하도록 한다.

식후 2~4시간째 혈당	추세 화살표 방향에 따른 권고사항
약 100 mg/dL	↘ ↓ (케어센스 에어) / ↘ ↓ (리브레)
	• 단순당 15 g 섭취 주스 1/2컵 = 콜라 1/2캔 = 사탕 3~4개 ⋯▶ 15~30분 후 연속혈당 수치 확인할 것 ⋯▶ 계속 혈당이 70 mg/dL보다 낮으면서 화살표가 아래쪽을 향할 경우 자가혈당측정기로 혈당 수치를 확인하고 단순당 15 g 추가 섭취

추세 화살표를 이용한 '식후 2~4시간' 인슐린 용량 조정 및 대처법 03

예제 57세 남자, 2003년 1형당뇨병 진단을 받았고, 다회 인슐린 주사 요법 중이다. 주유소 아르바이트를 하는 분으로, 주 3~4회 테니스 2시간의 운동을 한다고 했다. 아침 식사로 50 g의 탄수화물을 섭취하기 위해 초속효성 4단위를 주사했다. 식전 목표 혈당 120 mg/dL, 교정 계수 50 mg/dL, 탄수화물 계수 10 g이다. 식후 2시간 20분 혈당이 220 mg/dL이고 케어센스 에어의 추세 화살표 방향이 ↑로 나타날 때 어떻게 해야 하나요?

❶ 교정 용량: [220(현재 혈당) − 120(식후 목표 혈당)] ÷ 50(교정 계수)] = 2단위
❷ 아침 식사 시 투여한 초속효성의 약효가 약 50% 남아 있어 저혈당이 오지 않도록 계산된 교정 용량의 50% 투여하므로 1단위를 투여한다.

예제 다회 인슐린 치료를 하는 27세된 환자가 식전 목표 혈당은 120 mg/dL, 탄수화물 계수는 10 g, 교정 계수는 40 mg/dL이다. 식후 3시간 혈당이 100 mg/dL이고 리브레 추세 화살표가 ↘로 보이는 경우 어떻게 해야 하나요?

❶ 리브레 추세 화살표가 ↘인 경우 : 30분 후 50 mg/dL 정도 혈당이 떨어질 수 있으므로 1 g의 단순당을 섭취하고 15분 안에 혈당 수치를 확인하여 저혈당을 예방하도록 한다.
❷ 이후에 혈당이 70 mg/dL보다 낮으면서 추세 화살표가 아래로 향하는 경우 자가 혈당측정기로 혈당을 확인하고 추가 단순당 15 g을 섭취하면서 혈당 수치의 추이를 확인한다.

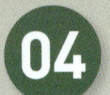

추세 화살표를 이용한 운동 전의 준비 방법

케어센스 에어 사용자

운동 전 혈당 (mg/dL)	추세 화살표 방향	화살표 방향에 따른 권고사항
< 100	↑, ↗	• 운동하지 않기 • 혈당이 100 mg/dL 이상 될 때까지 대기
	→, ↘	• 운동하지 않기 • 탄수화물 15 g 함유 간식을 섭취
	↓	• 운동하지 않기 • 탄수화물 30 g 함유 간식을 섭취
100~180	↑, ↗	• 저혈당 주의하여 30분마다 연속혈당 수치 확인하며 운동하기
	→, ↘	• 저혈당 주의하여 30분마다 연속혈당 수치 확인 • 탄수화물 15 g 함유 간식을 섭취 고려
	↓	• 저혈당 주의하여 30분마다 연속혈당 수치 확인 • 탄수화물 30 g 함유 간식을 섭취 고려
181~250	↑, ↗	• 저혈당 주의하여 30분마다 연속혈당 수치 확인하며 운동하기
	→, ↘	• 저혈당 주의하여 30분마다 연속혈당 수치 확인하며 운동하기
	↓	• 운동하지 않기 • 혈당이 100 mg/dL 이상 될 때까지 대기
> 250	↑, ↗, →	• 운동하지 않기 • 혈당을 150 mg/dL 이하로 교정
	↘, ↓	• 운동하지 않기 • 혈당이 100 mg/dL 이하 될 때까지 대기

추세 화살표를 이용한 운동 전의 준비 방법　04

리브레 사용자

운동 전 혈당 (mg/dL)	추세 화살표 방향	화살표 방향에 따른 권고사항
< 100	↑, ↗	• 운동하지 않기 • 혈당이 100 mg/dL 이상 될 때까지 대기
	→, ↘	• 운동하지 않기 • 탄수화물 15 g 함유 간식을 섭취
	↓	• 운동하지 않기 • 탄수화물 30 g 함유 간식을 섭취
100~180	↑, ↗	• 저혈당 주의하여 30분마다 연속혈당 수치 확인하며 운동하기
	→, ↘	• 저혈당 주의하여 30분마다 연속혈당 수치 확인 • 탄수화물 15 g 함유 간식을 섭취 고려
	↓	• 저혈당 주의하여 30분마다 연속혈당 수치 확인 • 탄수화물 30 g 함유 간식을 섭취 고려
181~250	↑, ↗	• 저혈당 주의하여 30분마다 연속혈당 수치 확인하며 운동하기
	→, ↘	• 저혈당 주의하여 30분마다 연속혈당 수치 확인하며 운동하기
	↓	• 운동하지 않기 • 혈당이 100 mg/dL 이상 될 때까지 대기
> 250	↑, ↗, →	• 운동하지 않기 • 혈당을 150 mg/dL 이하로 교정
	↓, ↘	• 운동하지 않기 • 혈당이 100 mg/dL 이하 될 때까지 대기

05 추세 화살표를 이용한 저혈당 교정의 적정화

일반적으로 저혈당(< 70 mg/dL)이 있으면, 아래와 같은 저혈당 응급 식품(당질 15 g)을 섭취한다.

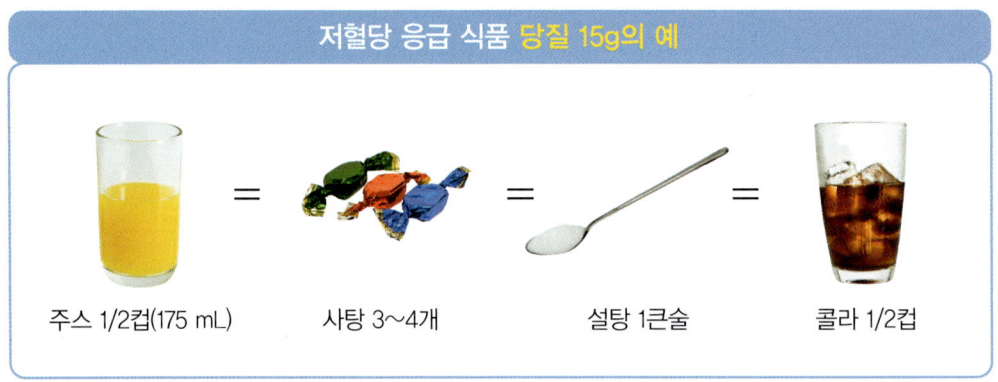

당질 5g = 혈당 15 mg/dL 상승

초콜릿 등 지방함유 식품은 혈당 상승 속도가 지연되므로 피할 것

그러나, 많은 당뇨인들은 어떠한 경우 위의 예와 같은 당질 15 g으로는 혈당이 잘 교정되지 않고, 그렇다고 이보다 당질 섭취의 양을 늘리면 어떠한 경우에는 과도하게 교정되는 것을 경험하기도 한다.

추세 화살표는 이러한 문제를 해결하는 것에도 유용하게 사용할 수 있다.

추세 화살표				저혈당 치료의 조정
케어센스 에어	리브레	덱스콤 G6/G7	가디언 커넥트	
↘	↘	↘	↓	원래 계획대로
↓	↓	↓	↓↓	원래의 양에 25% 추가
		↓↓	↓↓↓	원래의 양에 50~100% 추가

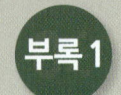

부록1 식품교환표와 식품군별 1교환단위

식품교환표 : 식품군별 1교환단위의 영양소 함량

구분	식품양 (1교환단위 식품의 예)	에너지 (kcal)	영양소 함량(g)		
			탄수화물	단백질	지방
곡류군	밥 1/3공기 (70 g) 식빵 1쪽 (35 g)	100	23	2	–
어육류군	고기 1토막 (40 g) 생선 1토막 (50 g)	저지방군 50	–	8	2
		중지방군 75	–	8	5
		고지방군 100	–	8	8
채소군	채소 (70 g)	20	3	2	–
지방군	기름 1작은스푼 (5 g)	45	–	–	5
우유군	우유 (200 mL)	일반 우유 125	10	6	7
		저지방 우유 80	10	6	2
과일군	귤 소 2개 (120 g)	50	12	–	–

식품교환표와 식품군별 1교환단위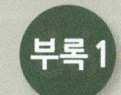

곡류군 1교환단위 : 탄수화물 23 g

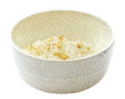
밥
1/3공기 (70 g)

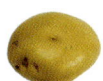
감자
중 1개 (140 g)

식빵
1쪽 (35 g)

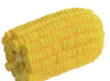
옥수수
1/2개 (70g)

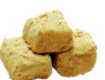
인절미
3개 (50 g)

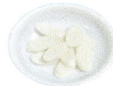
가래떡
썰은것 11개 (50 g)

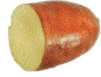
고구마
중 1/2개 (70 g)

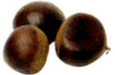
밤
대 3개 (60 g)

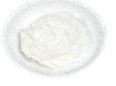
삶은국수
소 1/2공기 (90 g)

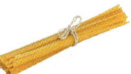
스파게티면
건조 (30 g)

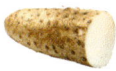
마
(100 g)

토란
3개 (140 g)

미숫가루
소 1/4컵 (30 g)

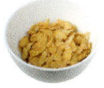
콘프레이크
소 3/4컵 (30 g)

묵
1/2모 (200 g)

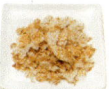
누룽지
(30 g)

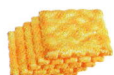
크래커
5개 (20 g)

모닝빵
중 1개 (35 g)

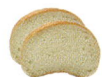
바게트빵
중 2쪽 (35 g)

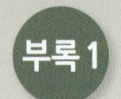

부록1 식품교환표와 식품군별 1교환단위

어육류군 1교환단위 : 단백질 8 g

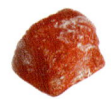
쇠고기, 등심
로스용 1장 (40 g)

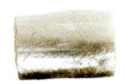
갈치
소 1토막 (50 g)

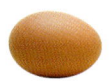
달걀
중 1개 (55 g)

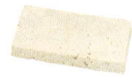
두부
1/5모 (80 g)

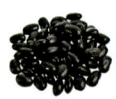
검정콩
2큰술 (20 g)

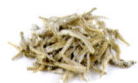
멸치
소 1/4컵 (15 g)

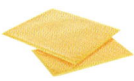
치즈
1.5장 (30 g)

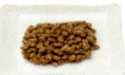
낫또
(40 g)

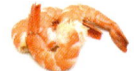
새우(중하)
3마리 (50 g)

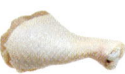
닭다리
1개 (40 g)

채소군 1교환단위

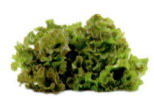
상추
소 12장 (70 g)

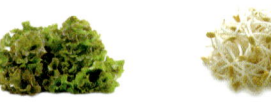
콩나물
익힌 것 (70 g)

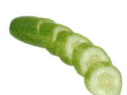
오이
중 1/3개 (70 g)

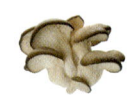
버섯류
(50 g)

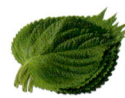
깻잎
20장 (40 g)

식품교환표와 식품군별 1교환단위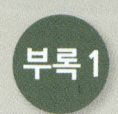

지방군 1교환단위 : 지방 5 g

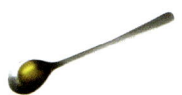
참기름
1작은스푼 (5 g)

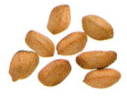
땅콩
8개 (8 g)

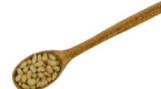
잣
1큰스푼 (8 g)

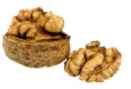
호두
중간 것 1.5개 (8 g)

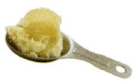
버터
1작은스푼 (5 g)

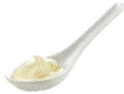
마요네즈
1작은스푼 (5 g)

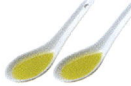
이탈리안 드레싱
2작은스푼 (10 g)

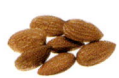
아몬드
7개 (8 g)

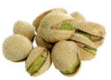
피스타치오
10개 (8 g)

우유군 1교환단위 : 탄수화물 10 g

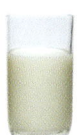
흰 우유
1컵 (200 mL)

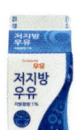
저지방 우유
1팩 (200 mL)

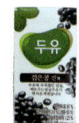
두유
1팩 (200 mL)

플레인요거트
(110 g)

부록 1 식품교환표와 식품군별 1교환단위

과일군 1교환단위 : 탄수화물 12 g

 귤 소 2개 (120 g)	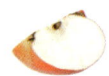 사과 중 1/3개 (80 g)	 수박 1쪽 (150 g)	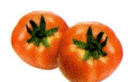 토마토 소 2개 (350 g)	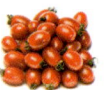 방울토마토 20개 (300 g)
 포도 소 19알 (80 g)	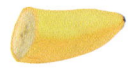 바나나 중 1/2개 (50 g)	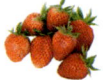 딸기 중 7개 (150 g)	 배 대 1/4개 (110 g)	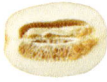 참외 중 1/2개 (150 g)
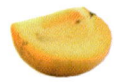 단감 중 1/3개 (50 g)	 곶감 소 1/2개 (15 g)	 자두 특대 1개 (150 g)	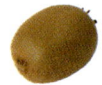 키위 중 1개 (80 g)	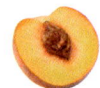 황도 중 1/2개 (150 g)
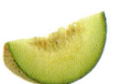 멜론 1쪽 (120 g)	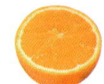 오렌지 대 1/2개 (100 g)	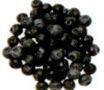 블루베리 (80 g)	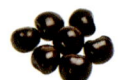 체리 7알 (80 g)	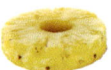 파인애플 1쪽 (200 g)

식품군별 1교환단위 및 탄수화물 양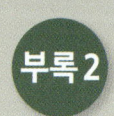

곡류군

식품명	1교환단위 무게(g)	1교환단위 눈대중량	식품명*	1교환단위 무게(g)*	1교환단위 눈대중량*	탄수화물 양(g)*
밥류			**국수류**			
쌀밥	70	1/3공기(소)	냉면(건조)	30	1/2공기(소)	약 23 g
보리밥	70	1/3공기(소)	당면(생것)	30		
현미밥	70	1/3공기(소)	마른국수	30		
죽류			메밀국수(건조)	30		
쌀죽	140	2/3공기(소)	메밀국수(생것)	40		
알곡류			삶은국수	90		
기장	30	–	스파게티(건조)	30		
녹두	70	–	스파게티(삶은 것)	90		
백미	30	3큰술(1/5쌀컵)	쌀국수(건조)	30		
보리(쌀보리)	30	3큰술	쌀국수(조리된 것)	90		
완두콩	70	1/2컵(소)	우동(생면)	70		
율무	30	3큰술	쫄면(건조)	30		
차수수	30	3큰술	칼국수류(건조)	30		
차조	30	3큰술	**감자류 및 전분류**		3큰술	
찹쌀	30	3큰술	감자	140	중 1개	
팥	30	3큰술	고구마	70	중 1/2개	
현미	30	3큰술	돼지감자	140	–	
			찰옥수수(생것)	70	1/2개	
			토란	140	–	

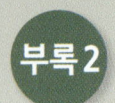

부록 2 식품군별 1교환단위 및 탄수화물 양

곡류군

식품명*	1교환단위 무게(g)*	1교환단위 눈대중 량*	식품명*	1교환단위 무게(g)*	1교환단위 눈대중 량*	탄수화물 양(g)*
떡류			**묵류**			
가래떡	50	썰은 것 11~12개	도토리묵	200	1/2모 (6×7×4.5 cm)	약 23 g
백설기	50	–	녹두묵	200		
송편(깨)	50	–	메밀묵	200		
시루떡	50	–	**기타**			
인절미	50	3개	강냉이(옥수수)	30	1.5공기(소)	
절편	50	1개 (5.5×5×1.5 cm)	누룽지(마른 것)	30	지름 11.5 cm	
증편	50		마	100	–	
빵류			밤	60	대 3개	
식빵	35	1쪽 (11×10×1.5 cm)	오트밀	30	–	
모닝빵	35	중 1개	은행	60	1/3컵(소)	
바게트빵	35	중 2쪽	콘플레이크	30	3/4컵(소)	
가루제품			크래커	20	5개	
녹말가루	30	5큰술				
미숫가루	30	1/4컵(소)				
밀가루	30	5큰술				

식품군별 1교환단위 및 탄수화물 양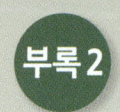

과일군

식품명*	1교환단위 무게(g)*	1교환단위 눈대중 량*	식품명*	1교환단위 무게(g)*	1교환단위 눈대중 량*	탄수화물 양(g)*
감			무화과			
단감	50	중 1/3개	무화과(생것)	80	–	
연시, 홍시	80	소 1개, 1/2개	무화과(건조)	15	–	
곶감	15	소 1/2개	멜론(머스크)	120	1쪽	
감귤류			바나나			
귤	120	소 2개	바나나	50	중 1/2개	
금귤	60	7개	바나나(건조)	10	–	
오렌지	100	대 1/2개	배	110	대 1/4개	
유자	100	–	복숭아			
자몽	150	중 1/2개	백도	150	소 1개	
한라봉	100	–	복숭아(천도)	150	소 2개	
귤(통조림)	70	–	복숭아(황도)	150	중 1/2개	약 12 g
대추			백도(통조림)	60	반절 1쪽	
대추(생것)	50	–	황도(통조림)	60	반절 1쪽	
대추(건조)	15	5개	블루베리			
두리안	40	–	블루베리	80	–	
딸기			블루베리(통조림)	50	–	
딸기	150	중 7개	사과(후지)	80	중 1/3개	
산딸기	150	–	살구	150		
리치	70	–	석류	80	–	
망고	70	–	수박	150	중 1쪽	
매실	150	–	앵두	150		
			올리브			
			올리브	60	–	
			올리브(건조)	15	–	

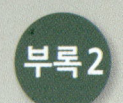

식품군별 1교환단위 및 탄수화물 양

과일군

식품명*	1교환단위		탄수화물 양(g)*
	무게(g)*	눈대중 량*	
자두	150	특대 1개	
참외	150	중 1/2개	
체리	80	–	
키위	80	중 1개	
토마토			
방울토마토	300	–	
토마토	350	소 2개	
파인애플			
파인애플	200	–	
파인애플(통조림)	70	–	
파파야	200	–	
포도			약 12 g
청포도	80	–	
포도	80	소 19알	
포도(거봉)	80	11알	
포도(건조)	15	–	
후르츠칵테일(통조림)	60	–	
주스			
배주스	80	–	
사과주스	100	1/2컵(소)	
오렌지주스(무가당)	100	1/2컵(소)	
토마토주스	100	1/2컵(소)	
파인애플주스	100	1/2컵(소)	
포도주스	80	–	

식품교환표와 식품군별 1교환단위 　부록2

우유군

식품명*	1교환단위		탄수화물 양(g)*
	무게(g)*	눈대중 량*	
일반 우유 무가당 우유	200	컵(1팩)	약 10 g
저지방 우유	200	컵(1팩)	
두유	200	컵(1팩)	
플레인 요거트	110	1개	

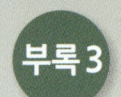# 부록3 혈당 양상에 따른 식사관련 요인 및 개선사항

혈당 양상	식사예시	1. 목표 혈당 유지 2. 식전부터-식후 4~5시간 혈당 유지(±30 mg/dL 이내)		
		식전 혈당	식후 1~2시간 혈당	식후 4~5시간 혈당
(인슐린 작용 그래프, 목표 혈당 범위 내)	비빔밥	○	○	○
		이상적인 식사 인슐린 용량		
(인슐린 작용 그래프, 최고점이 목표 범위 초과)	칼국수	○	× (식후 최고 혈당이 목표 범위 초과)	○
(인슐린 작용 그래프, 식후 4시간에 혈당 하강)	샐러드	○	○	× (식전 보다 식후 4~5시간 혈당 감소/저혈당)
(인슐린 작용 그래프, 지속적 고혈당)	피자	○	× (목표 범위 초과)	× (식전 보다 식후 4~5시간 혈당이 상승)
(인슐린 작용 그래프, 후기 상승)	고기 구이	○	× (식사 직후 혈당 감소)	× (식후 3~4시간에 혈당이 상승)

혈당 양상에 따른 식사관련 요인 및 개선사항 — 부록 3

탄수화물 계수	식사와 관련된 요인	식사 개선사항
적절		규칙적으로 알맞은 양을 골고루 섭취하는 올바른 식습관 유지

적절	• 빠른 식사 속도
	• 당지수 높은 음식
		• 혈당을 천천히 올리는 습관 실천
		   – 천천히 식사
		   – 칼국수를 닭칼국수, 만두칼국수 등 단백질과 채소 섭취가 가능한 메뉴로 선택

부적절 ⇩ 탄수화물 계수 ↑	• 탄수화물 섭취량 평소보다 부족 • 식후 4시간 이내 활동량 증가	• 빵 또는 과일 등 평소 탄수화물 섭취량 유지 • 샐러드에 야채외 계란, 닭가슴살, 불고기, 견과류, 올리브유 소스 사용 • 식후 활동량 증가 시 우유를 섭취
부적절 ⇩ 탄수화물 계수 ↓	• 고지방, 고단백 식사 • 과식	• 섭취할 음식의 탄수화물 양 확인 후 그에 맞춘 탄수화물 계수 적용 • 피자도우 섭취 줄이기(씬피자) • 과식 시 활동량 증가 • 과식하지 않기
해당없음	• 단백질만 섭취하고 식사 인슐린 주입할 경우 • 탄수화물이 없는 고단백, 고지방 식사 • 위장관 운동이 감소된 경우	• 단백질만 먹을 경우에는 식사 인슐린을 식후에 주입 • 고기와 함께 적정량의 밥과 야채 섭취하기

Christian Pennartz, Nina Schenker, Björn A Menge, Wolfgang E Schmidt, Michael A Nauck, Juris J Meier Chronic reduction of fasting glycemia with insulin glargine improves first- and second-phase insulin secretion in patients with type 2 diabetes Diabetes Care. 2011 Sep;34(9):2048-53.

Guillermo E Umpierrez, Neil Skolnik, Terry Dex, Louise Traylor, Jason Chao, Charles Shaefer. When basal insulin is not enough: A dose-response relationship between insulin glargine 100 units/mL and glycaemic control. Diabetes Obes Metab. 2019 Jun;21(6):1305-1310.
Ramzi A Ajjan, Michael H Cummings, Peter Jennings, Lalantha Leelarathna, Gerry

Rayman and Emma G Wilmot. Optimising use of rate-of-change trend arrows for insulin dosing decisions using the FreeStyle Libre flash glucose monitoring system. Diabetes & Vascular Disease Research 2019: 16(1): 3–12.

Kirstine J. Bell, Carmel E. Smart, Garry M. Steil, Jennie C. Brand-Miller, Bruce King, and Howard A. Wolpert. Impact of Fat, Protein, and Glycemic Index on Postprandial GlucoseControl in Type 1Diabetes: Implications for Intensive Diabetes Management in the Continuous Glucose Monitoring Era. Diabetes Care 2015:38:1008–1015.

Matthew D. Campbell, Mark Walker, David King, Javier T. Gonzalez, Dean Allerton, Emma J. Stevenson, James A. Shaw, and Daniel J. West. Diabetes Care 2016: 39(9): e141-e142.

대한당뇨병학회. 당뇨병 식품교환표 활용지침, 제4판; 2023
삼성서울병원 당뇨병센터. 알기 쉬운 인슐린 주사법. 서울:도서출판 마루; 2022
삼성서울병원 당뇨병센터. 술술~풀리는 쉬운 당 조절법: 연속혈당측정기 고수되기, 서울: 도서출판 마루: 2020
삼성서울병원 당뇨병센터 – 영양팀. 술술~풀리는 쉬운 당 조절법: 인슐린펌프로 고수되기. 서울: 도서출판 마루: 2020
삼성서울병원 당뇨병센터 – 영양팀. 술술~풀리는 쉬운 당 조절법: 탄수화물 섭취량 알고먹자. 서울: 도서출판 마루: 2020

연속혈당측정을 이용한 혈당 조절 길잡이
인슐린 주사 요법 편

초판 1쇄 발행 2021년 2월 22일
개정 3쇄 발행 2024년 2월 7일

지은이 대한당뇨병학회 환자관리위원회
펴낸이 문영섭
펴낸곳 도서출판 마루
편집 송에스더
교정·교열 임정은
디자인 새와나무

등 록 제2013-000088호
주 소 서울시 영등포구 선유로9길 10, SKV1센터 1021호
전 화 02-6959-2034
메 일 marulink@naver.com

ISBN 979-11-92285-15-3 13510
값 23,000원

* 잘못된 책은 바꿔드립니다.
* 이 책은 저자와의 계약에 의해 도서출판 마루에서 발행합니다.
* 이 책은 저작권법에 따라 보호받는 저작물이므로 무단전제와 무단복제를 금지하며 이 책 내용의 전부 또는 일부를 이용하려면 반드시 저작권자와 도서출판 마루의 서면동의를 받아야 합니다.